AF203459

Dr. med. Gerd Reuther

Die Kunst, möglichst lange zu leben

Dr. med. Gerd Reuther

Die Kunst, möglichst lange zu leben

Die wissenschaftlich basierte
Antwort auf die Frage,
worauf es wirklich ankommt

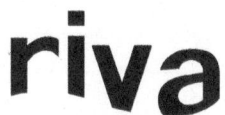

Bibliografische Information der Deutschen Nationalbibliothek
Die Deutsche Nationalbibliothek verzeichnet diese Publikation in der
Deutschen Nationalbibliografie; detaillierte bibliografische Daten sind im
Internet über http://d-nb.de abrufbar.

Für Fragen und Anregungen
info@m-vg.de

Wichtiger Hinweis
Ausschließlich zum Zweck der besseren Lesbarkeit wurde auf eine genderspezifi-
sche Schreibweise sowie eine Mehrfachbezeichnung verzichtet. Alle personenbezo-
genen Bezeichnungen sind somit geschlechtsneutral zu verstehen.

Originalausgabe
6. Auflage 2024
© 2018 by riva Verlag, ein Imprint der Münchner Verlagsgruppe GmbH
Türkenstraße 89
80799 München
Tel.: 089 651285-0

Redaktion: Caroline Kazianka
Umschlaggestaltung: Marc-Torben Fischer
Umschlagabbildung: Sk_Advance studio/shutterstock.com, arxichtu4ki/
shutterstock.com
Satz: Digital Design, Eka Rost
Druck: GGP Media GmbH, Pößneck
Printed in Germany

ISBN Print 978-3-7423-0633-3
ISBN E-Book (PDF) 978-3-7453-0178-6
ISBN E-Book (EPUB, Mobi) 978-3-7453-0179-3

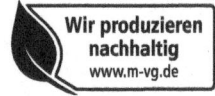

Wir produzieren
nachhaltig
www.m-vg.de

Weitere Informationen zum Verlag finden Sie unter

www.rivaverlag.de

Beachten Sie auch unsere weiteren Verlage unter www.m-vg.de

*»Unser Dasein zu verlängern war ein
Lieblingsgegenstand der scharfsinnigsten Köpfe,
ein Tummelplatz der Schwärmer, und eine
Hauptlockspeise der Scharlatane und Betrüger,
... wodurch sie das größere Publikum angelten.
... In den neuesten Zeiten hat man leider
mehr Progressen in den Künsten das Leben zu
verkürzen, als in der, es zu verlängern gemacht.«*

CHRISTOPH WILHELM HUFELAND,
DIE KUNST, DAS MENSCHLICHE LEBEN ZU VERLÄNGERN.
S. 5f. UND 33; JENA 1797

Haftungsausschluss

Diese Veröffentlichung ersetzt keine ärztliche Konsultation oder Untersuchung. Autor und Verlag übernehmen keine Haftung oder Verantwortung für mögliche Schäden aus der Benutzung dieser Informationen. Entscheidungen für oder gegen eine ärztliche Behandlung liegen in der Eigenverantwortung jedes Lesers. Dieses Buch hat nicht die Absicht, Sie von einem Arztbesuch abzuhalten oder Ihr Verhältnis zur Ärztin/zum Arzt Ihres Vertrauens zu belasten, wohl aber, dass Sie alle Informationen, die Sie dort erhalten, kritisch auf Sinn und Absicht hinterfragen.

Auch auf dem Gebiet der Wissenschaft gilt die freie Meinungsäußerung, die nicht durch Wirtschaftsgruppen, Verbände oder Interessengruppen unterbunden werden darf.

Hinweis: In diesem Buch wird für Patienten und Ärzte beiderlei Geschlechts vereinfacht die männliche Form verwendet, es sei denn, es wird ausdrücklich auf Patientinnen oder Ärztinnen hingewiesen.

Inhalt

Prolog: Die Fata Morgana der Lebensverlängerung

Ein langes und glückliches Leben in Gesundheit steht auf der Wunschliste der meisten Menschen ganz oben. Heute gerne mit der Bedingung, dass man dabei jung bleibt. Diäten, Pillen und intravenöse Auffrischungen ernähren eine ganze Unsterblichkeitsindustrie. Der Weltkonzern Alphabet Inc. (vormals Google Inc., USA) hat mit seiner Tochterfirma Calico die Abschaffung des Alterns sogar zum Geschäftsziel erklärt. Kann aber der Schlüssel zum ewigen Leben in Paketen großer Datenmengen (»Big Data«) gefunden werden oder ist dieser Versuch noch skurriler als die sogenannte Gerocomic, die auf der Annahme beruht, dass junge Menschen ihre Lebenskraft durch körperliche Nähe auf alte Menschen übertragen könnten? Dem alttestamentarischen König David sollen Ärzte empfohlen haben, sich in den Armen einer Jungfrau zu verjüngen[1], und vom berühmten Arzt Herman Boerhaave (1668–1738) ist die Verordnung überliefert, einen alten Amsterdamer Bürgermeister zwischen zwei jungen Leuten schlafen zu lassen.[2] Die Praxis alternder Ehepartner, ihre Lebensgefährten durch neue Partner im Alter der eigenen Kinder zu ersetzen, kann noch als Residuum dieser Überzeugung angesehen werden. Komplikationsträchtiger war ab dem 17. Jahrhundert das Angebot, zum Aderlass einen verjüngenden Bluttransfer von jungen auf alte Menschen durchzuführen.[3]

In der Antike galten Selbstdisziplin, Tugend und körperliche Ertüchtigung als Wege zu einem längeren Leben. Und auch im

Mittelalter setzte man auf Lebensführung und Leibespflege – Erneuerung der Körpersäfte inklusive. Schwitzen, Brechmittel und Klistiere gehörten seither zum Instrumentarium der Betreiber von Jungbrunnen. Bis heute halten sich Methoden zur »Entschlackung« im Repertoire – Colon-Hydro-Therapie, Ayurveda, »Detox« und hohe Trinkmengen sind trotz Abkehr von der Säftelehre weiterhin angesagt. Gleichzeitig erachtete man das Schicksal durch den Lauf der Gestirne als vorbestimmt. Allerdings konnten womöglich Glücksbringer und Amulette, das Essen bestimmter Substanzen oder Ortswechsel unheilvolle Konstellationen neutralisieren ... Räumliche Veränderungen bei langwierigen Krankheiten hatte bereits 2000 Jahre früher die hippokratische Schriftensammlung auf ihrer Empfehlungsliste.

Die Überzeugung, dass einzelne Substanzen Krankheiten heilen und Leben verlängern könnten, verbreitete sich so richtig erst im Mittelalter mit der von der katholischen Kirche angefachten Wundergläubigkeit. Nicht umsonst begleitete Weihrauchnebel rituelle Handlungen. Vor allem mit dem Arzt und Alchemisten Paracelsus (1493/4–1541) ist die Idee verknüpft, mit Chemie zu heilen. Nur auf die Dosis käme es an, ob eine Substanz das Leben verlängere oder verkürze.[4] Antimon, Arsen, Quecksilber, Schwefel, Terpentinöl – nichts war zu giftig, um es nicht auch zur Kur einzusetzen.[5] Heilsversprechen waren schon immer gefragter als der desillusionierende Hausverstand. Ein stark erhöhter Quecksilbergehalt von Paracelsus' Gebeinen legt jedoch nahe, dass sein Leben durch Gift verkürzt wurde.[6]

Verheißungen eines längeren Lebens waren stets fixe Bestandteile in den Portfolios von Scharlatanen. In steter Folge betreten Charismatiker des Anti-Agings die Bühne und bieten wechselnde Panazeen feil. Aktuell heißen die Wundermittel Resveratrol, Rapamycin (Sirolimus) oder Metformin. Künftige gentechnische Manipulationen oder die Beseitigung teilungsunfähiger Zell-»Rentner«, sogenannter seneszenter Zellen,[7] werden für alle in Aussicht gestellt, die bereit sind, nach ihrem Tod im Gefrierschrank zu warten. Um- und weitsichtige Zeitgenossen, die einen guten Zustand von Körper und Geist als beste Voraussetzung für einen späten natürlichen Tod anstreben, werden dagegen als kleinkarierte Spaßbremsen wahrgenommen. In ihrem Anspruch unterscheiden sich Anti-Aging-Hormone, Cholesterinsenker und Elixiere der Alchemisten nicht grundsätzlich, sieht man von unvermeidlichen Nebenwirkungen schulmedizinischer Therapien ab. Mit biochemischen Halbwahrheiten begründet, werden Dogmen des Anti-Agings schnell zu einer Ersatzreligion. Aber wer will überhaupt glauben, dass man mit *einer* Substanz die Evolution überlisten kann?

Auch wer anhand von Risikoprofilen aus der Flut messbarer biologischer Parameter und mit Checklisten die häufigsten Todesarten zu verhindern versucht, gaukelt garantierte Extrajahre vor, die mit keinem Ticket einzulösen sind: Das Lesen von Büchern könne ein zusätzliches Jahr, der regelmäßige Konsum von Rotwein zwei Jahre bringen, während häufiges Liegen auf dem Sofa acht Lebensjahre kosten würde.[8] Der frühere Bundeskanzler Helmut Schmidt wäre als Nichtraucher wohl der älteste Mann der Welt geworden, sollten Berechnungen zur Lebensverkürzung durch Zigarettenrauch auf ihn zugetroffen haben.[9] Trotz mehrerer Hundert Packungsjahre starb er mit 97. Die Dauer eines Lebens lässt sich zum Glück nicht aus einem Puzzle von Risikofaktoren vorherbestimmen.

Will die Medizin die Lebensspanne um jeden Preis verlängern, widerspricht sie sich schon, wenn sie das Alter zum universalen Risikofaktor oder gar zur behandlungspflichtigen Krankheit degradiert.[10] Mehr Lebensjahre sind nicht gleichbedeutend mit längerem Leiden.[11] Ein hohes Alter ist schon gar nicht die Ursache vieler Krankheiten, nur weil diese bevorzugt in der zweiten Lebenshälfte auftreten. Gerade im Alter verfügt der Körper über Strategien, einem ungeregelten Zellwachstum vorzubeugen. So stirbt zwar ein Viertel der 80-Jährigen an Krebs, aber weniger als 5 Prozent der über 100-Jährigen.[12] Es ist nicht unbedingt *das Alter*, das tötet, sondern die Ansammlung schädlicher Einwirkungen im Laufe des Lebens. Vielleicht steigt die Zahl der

Erkrankungen zum Ende des Lebens auch, weil Therapien diese erst chronisch werden lassen? Denn wer hat mit 85 keine vieljährige Behandlungsgeschichte hinter sich?

Spätestens seit 220 Jahren ist hierzulande dennoch eine Assoziation zwischen einem langen Leben und der Medizin in den Köpfen vieler Menschen verankert. Erschien doch im Jahr 1797 *Die Kunst, das menschliche Leben zu verlängern* von Christoph Wilhelm Hufeland (1762–1836). Heute selbst unter Ärzten nahezu vergessen, machte das Buch seinen Autor über die Weimarer Landesgrenzen in Europa bekannt. Hufeland avancierte zum Leibarzt der preußischen Königsfamilie, zum Ersten Arzt der Charité und später zum Dekan der Medizinischen Fakultät der späteren Humboldt-Universität. Dabei war seine Erörterung keine Pionierarbeit – mit steigender Bedeutung des Individuums in der Epoche der Aufklärung lag das Thema in der Luft. Über ein halbes Jahrhundert früher hatte der französische Arzt und Philosoph Julien Offray de La Mettrie (1709–1751) bereits *Briefe über die Kunst, die Gesundheit zu erhalten und das Leben zu verlängern* in Paris veröffentlicht.

Ärzte spekulieren über Mittel zur Lebensverlängerung, weil sie Krankheiten für behandelbar halten. Hufeland war dagegen überzeugt, dass es besser wäre, Krankheiten zu verhüten, da Behandlungen immer mit »Kraftverlust und folglich einer Lebensverkürzung verbunden« seien.[13] Für ein hohes Alter gab er vor allem Ratschläge zur Lebensführung und Ernährungstipps – nur eines seiner 19 »Verlängerungsmittel des Lebens« nennt ärztliche Maßnahmen. Auch La Mettrie hatte die Frage aufgeworfen, ob Ärzte oder die Natur gesund machten, und forderte seine Kollegen auf, sich möglichst aus dem Prozess der Heilung herauszuhalten. Angesichts epidemischer Infektionen empfahl er vorbeugend Hygiene und sexuelle Abstinenz. Der französische Philosoph Voltaire (1694–1778) hatte dies schon auf den Punkt gebracht: In den meisten Fällen sei die Todesursache eines Menschen sein Leben. Hufeland moralisierte umständlicher: »Viele, ja wirklich die meisten dieser Krankheiten, sind unsre eigne Schuld.«[14] Heute ist unbestritten, dass Krankheiten durch Prävention zurückgedrängt werden. Die Organisation für wirtschaftliche Zusammenarbeit und Entwicklung (OECD) schätzt, dass sich dadurch in Deutschland zehnmal so viele Todesfälle verhindern ließen wie durch Früherkennung oder Behandlungen.[15] Bis heute verpuffen diese Erkenntnisse jedoch: Nicht einmal 1 Prozent der Krankenversicherungsausgaben fließt in die Prävention.[16]

Kann man aber das Leben überhaupt verlängern? Oder gelingt es bestenfalls, ein vorzeitiges Ende abzuwehren? Nun, es kommt auf die Perspektive an. Wer die tatsächlichen Sterbealter, die durch Umwelteinflüsse, Alterungsprozesse oder Gewalteinwirkungen mehr oder weniger hinter dem genetischen Potenzial zurückbleiben, als Bezug nimmt, spekuliert über Verlängerungen des Lebens. Erklärt man dagegen die genetisch maximal mögliche Lebensspanne zur Referenz, kann man nur anbieten, eine Verkürzung zu verhindern. Verlockender klingt es auf jeden Fall, das Leben zu verlängern. Ärzte reden daher immer von »lebensverlängernden« Maßnahmen. Nur: Wer kennt das Ablaufdatum ohne Behandlung? Hufeland listete salomonisch »Verlängerungs-« und »Verkürzungsmittel« auf.

Doch ist eine Verlängerung des Lebens überhaupt immer erstrebenswert? Der römische Philosoph Seneca (circa 4 v. Chr.– circa 65 n. Chr.) hatte die Frage schon beantwortet, als er meinte, dass nicht das Leben ein Gut sei, sondern dass es darauf ankomme, gut zu leben.[17] Verlängert wird ja nicht die Jugend. Wer länger lebt, ist länger alt: Zeiten mit Krankheit liegen für die meisten Menschen überwiegend in der zweiten Lebenshälfte und machen davon statistisch 40 Prozent aus.[18] Diese zur *besseren Hälfte* zu erklären, weil vielleicht gerade das Einkommen den Zenit erreicht hat, gleicht einem Pfeifen im Walde. Wichtiger als Versuche, die mögliche Lebensdauer auszuschöpfen, ist es, die »gesunde Lebensspanne« dem Sterbealter anzunähern. Anders als die allgemeine Lebenserwartung sind die gesunden Jahre in vielen Industrieländern nicht gestiegen.[19] Sehr alt wird man jedenfalls nicht dort, wo Anti-Aging Falten beseitigt und ewige Jugend verspricht, sondern wo alte Menschen nicht zum sozialen Ballast verkommen.

Medikamente, »Superfood« oder Nahrungsergänzungsmittel sind bisher bei Menschen den Beweis schuldig geblieben, die Lebenserwartung oder maximale Lebensspanne zu verlängern. Im Gegenteil, vermeintliche Verjüngungen durch Geschlechts- und Wachstumshormone erzeugen erst Krankheiten, die man sonst nie bekommen hätte.[20] Das gilt auch für Versuche eines genetischen Anti-Aging. Die Ausschaltung krank machender Gene durch Genscheren, Antisense-Techniken oder einen Gentransfer sind experimentell und vielleicht im Falle bestimmter seltener Erberkrankungen eine Abhilfe gegen einen verfrühten Tod. Verlängert haben Manipulationen am Erbgut das menschliche Leben vorerst aber nicht. Dennoch besteht der Traum von einem »ewigen« Leben fort. Die Suche nach einem heiligen Gral· der Lebensverlängerung oder einem ewig jungen Körper 2.0 ist zu verführerisch.

Wovon hängt die Lebensdauer ab?

Wer sich Gedanken über die Dauer des Lebens macht, ist notgedrungen gezwungen, sich auch mit einigen genetischen und biologischen Vorgängen vertraut zu machen. Allerdings ist trotz gewachsenem Verständnis bis heute vieles unklar, sodass allzu viel Biochemie für die Lebensführung keine Bedeutung hat. Nur so viel zum Verständnis: Begrenzt wird die Lebenszeit durch die begrenzte Teilungsfähigkeit der meisten Körperzellen. Nach spätestens etwa 50 Zellteilungen wird eine kritische Grenze erreicht, da sich bei jeder Zellteilung die Chromosomenenden (die sogenannten Telomere) verkürzen.[1] Ohne weitere Zellteilungen wird der programmierte Zelltod eingeleitet oder es tritt ein permanenter Wachstumsstopp ein.[2] Die maximale Lebensdauer scheint zumindest für alle höher entwickelten Spezies genetisch vorbestimmt zu sein und liegt für Menschen bei etwa 120 Jahren.[3] [4] Am Lebensalter einer Frau aus Südfrankreich, die 1997 mit angeblich 122 Jahren verstarb, bestehen inzwischen erhebliche Zweifel.[5] Ein rückläufiger Trend der höchsten Lebensalter bestätigt seit zwei Jahrzehnten diese Einschätzung (Abbildung 1).[6]

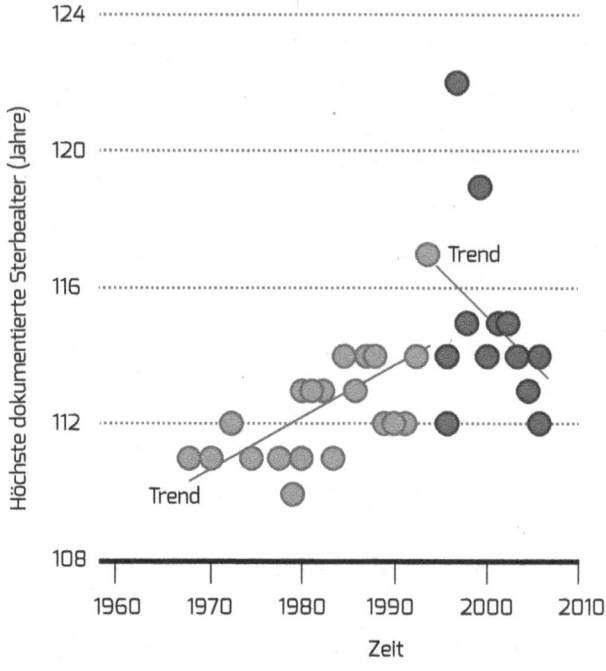

Abbildung 1: Höchste berichtete Lebensalter
nach Dong X, Milholland B, Vijg J: Evidence for a limit to human lifespan. Nature 2016; 538(7624): 257-9

Bei 100-Jährigen wurden längere Telomere und eine erhöhte Aktivität eines Biokatalysators, der sogenannten Telomerase, nachgewiesen, der die Basenpaare der Telomere ergänzen und deren ursprüngliche Länge wiederherstellen kann.[7][8] Die Aktivität der Telomerase ist jedoch nur in kurzlebigen Zellen wie Keimzellen, Stammzellen, weißen Blutkörperchen, Zellen der Haut oder des Magen-Darm-Traktes hoch. Im Alter führt dies zum Beispiel zu einer geringeren Zahl bestimmter weißer Blutzellen, die eine wichtige Rolle bei der Abwehr von Krankheitserregern spielen. Gene für die Reparatur der DNA, die Erhaltung der Telomere und die Regulation freier Radikale werden entsprechend die Lebensdauer beeinflussen. Aber auch Ernährungsweise und psychische Faktoren können die Telomerase stimulieren wie umgekehrt Rauchen oder Übergewicht deren Aktivität schwächen (Abbildung 2).[9] [10] Allerdings ist die Telomerase keine Einbahnstraße zu einem längeren Leben. Denn Substanzen, die die Telomerase aktivieren, müssten nicht nur ungiftig sein, sie könnten auch Krebserkrankungen befeuern, da Krebszellen über die Telomerase ihre unbegrenzte Teilungsfähigkeit sichern.[11] Die Alterung eines Individuums wird darüber hinaus auch durch die Stabilität der Hüllproteine der DNA, die Erneuerungsrate der Stammzellen und die Leistungsfähigkeit der Mitochondrien (»Kraftwerke der Zellen«) bestimmt. Zumindest bei Tieren korreliert eine Region in der DNA der Mitochondrien, die für Enzyme der Zellatmung verantwortlich ist, mit dem maximal möglichen Lebensalter, da langlebigere Individuen für diese Enzyme keine Aminosäuren verwenden, die leicht durch freie Radikale zerstört werden.[12]

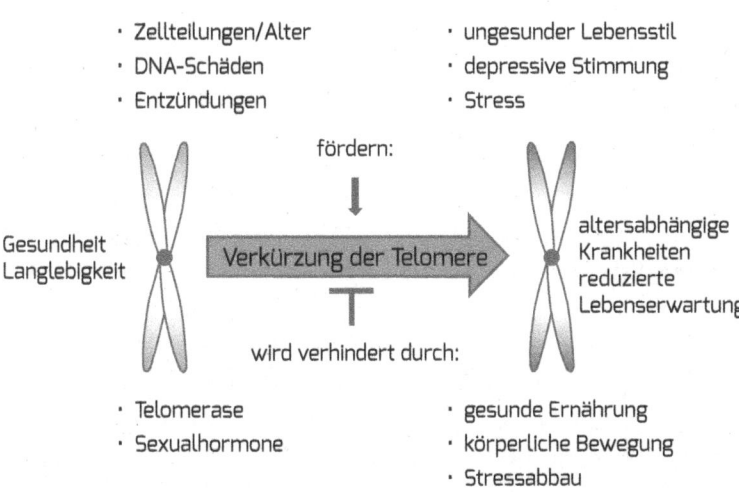

Abbildung 2: Bedeutung der Länge der Telomere und deren Einflussfaktoren
nach Bär C, Blasco M: Telomeres and telomerase as therapeutic targets to prevent and treat age-related diseases. F1000Res 2016; 5. pii: F1000 Faculty Rev-89

Das genetische Potenzial steckt aber nur den Rahmen für die mögliche Lebensspanne ab. Mit der weitgehenden Entschlüsselung des menschlichen Genoms ist seit 2003 klar, dass Genkarten wenig über die individuelle Lebensspanne und das Krankheitsrisiko besagen. Es kommt auf die *Aktivität der Gene*, die sogenannte *epigenetische Prägung*, an. Gene werden nämlich durch die Ankoppelung bestimmter Moleküle (zum Beispiel Methylgruppen) an die Grundbausteine der DNA aktiv oder inaktiv geschaltet. Dies wirkt sich auf Vorgänge aus, die im Lebenszyklus aller Zellen eine Rolle spielen: auf die Verkürzung der Telomere bei Zellteilungen, Enzymaktivitäten oder den Übergang in »Rentnerzellen« (seneszente Zellen) am Ende des Zellzyklus.[13] Die epigenetische Prägung wird wiederum von Signalwegen unserer Körpervorgänge beeinflusst. Vor allem vier Pfade der Nährstofferkennung (mTOR, Insulin/IGF-1, AMPK und Sirtuine) gelten für die Lebensdauer als maßgeblich.[14] Der Sensor für Nährstoffe mTOR steht für »mammalian Target Of Rapamycin«, also den Angriffspunkt der Substanz Rapamycin (auch Sirolimus), die ungeachtet ihrer immunsuppressiven Wirkung bei Säugetieren die Lebenszeit verlängern konnte.[15]

Der mTOR-Signalweg regt Zellen an zu wachsen und sich zu vermehren, wenn genügend Nährstoffe vorhanden sind. Im Alter ist dies allerdings bei einem Überangebot an Nahrung kontraproduktiv, da mTOR die Zellen gegen Insulin unempfindlich macht, sodass ein Altersdiabetes entsteht. Wird das Wachstumssignal mTOR durch Rapamycin blockiert, stellt der Körper als Folge eines scheinbaren Nährstoffmangels auf Hungerstoffwechsel um. Substanzen und Verhaltensweisen, die den mTOR-Signalweg oder die Achse Wachstumshormon/IGF-1 (Insulin Growth Factor) hemmen beziehungsweise die AMPK (Adenosin-monophosphat-aktivierte Proteinkinase) aktivieren, könnten die Krankheitsanfälligkeit senken.[16] Die Sirtuine, die die dreidimensionale Struktur der Chromosomen sichern, gaukeln dem Körper ebenfalls einen Kalorienmangel vor und inaktivieren nach heutigem Stand Genareale, die für Alterungsprozesse und bestimmte Krankheiten verantwortlich wären. Substanzen wie das auch in Rotwein enthaltene Resveratrol, die die Sirtuinproduktion anregen, gelten daher als Anti-Aging-Mittel. Beeinträchtigt werden die Sirtuine durch sogenannte Advanced Glycation Endproducts (AGE), die im Körper, aber auch in der Nahrung beim Braten und Frittieren entstehen und Chromosomen destabilisieren können. Gefäßerkrankungen scheinen damit in Verbindung zu stehen.[17] Ob es jedoch vorteilhaft sein könnte, die Wirkung von Sirtuinen beim Menschen zu verstärken, ist unklar.

Auch das Endstadium jeder Zelle hängt davon ab, wie deren Gene auf Umwelteinflüsse reagieren: programmierter Zelltod, Übergang in seneszente Zellen oder Entartung mit ungeregelter Teilungsaktivität. Die Zunahme seneszenter Zellen während des Lebens gilt als eine Hauptursache von Alterungsprozessen. In diesem »Rentner«-Status bleiben Zellen metabolisch und immunologisch aktiv und sondern verschiedenste Botenstoffe ab, die die anderen noch teilungsfähigen Zellen im Wachstum und bei der Replikation beeinflussen. Mit zunehmender Zahl können Zell-»Rentner« dadurch chronische Entzündungsreaktionen und bei anderen Zellen Seneszenz auslösen. Daher gibt es Forschungen, seneszente Zellen zu entfernen, um altersbedingte Krankheiten zu verzögern oder zu verhindern.

All diese Forschungsergebnisse müssen für den Menschen jedoch mit kritischer Distanz gesehen werden, da die meisten Untersuchungen zum Einfluss der Gene und biochemischer Prozesse auf die Lebensdauer an Fadenwürmern, Hefen, Taufliegen und Mäusen erfolgt sind. Menschen sind aber keine großen Mäuse ohne Schwanz! Was das Leben in Tierexperimenten verlängert, muss für Menschen nicht unbedingt von Bedeutung sein. Und bisher hat bei Menschen keine Maßnahme das Auftreten altersassoziierter Krankheiten verzögert oder verhindert. Unser heutiges Wissen über Prozesse, die die gesunde Lebensspanne verlängern könnten, steckt noch in den Kinderschuhen. Kein Zweifel besteht allerdings an der günstigen Beeinflussung der Signalwege durch die Kombination aus körperlicher Bewegung und einer geeigneten Ernährung, um den Beginn und das Fortschreiten der bisherigen Begleiter des Alterns zu verschieben.[18] Bewegungsmangel, Fehlernährung und

Übergewicht sind im Bild der Lebensflamme Brandbeschleuniger. Die epigenetische An- und Abschaltung von Genen wird zwar vielleicht teilweise vererbt, aber entscheidend von Umweltfaktoren und der Lebensweise geprägt.[19] [20] Epigenetische Veränderungen sind weit häufiger als genetische Mutationen. Studien, um maßgebliche Faktoren für das Erreichen eines hohen Alters bei Menschen zu ermitteln, beruhen auf drei Beobachtungen:

- dem Vergleich der Lebensdauer von Blutsverwandten langlebiger Menschen mit anderen Menschen derselben Region,
- dem Vergleich der Lebensdauer von Blutsverwandten langlebiger Menschen mit eingeheirateten Familienmitgliedern und
- Zwillingsforschungen.

Blutsverwandte von Menschen mit hohem Lebensalter zeigen eine höhere Lebenserwartung als der Bevölkerungsdurchschnitt.[21] Wenn sich hohe Lebensalter gehäuft in bestimmten Familien finden, ist dies jedoch kein Beleg für eine genetische Vorherbestimmung, den Spruchweisheiten wie »Wer lange leben will, sollte sich seine Eltern sorgfältig aussuchen« suggerieren. Familienmitglieder stimmen nicht nur hoch in der genetischen Ausstattung überein, sondern unterliegen in Kindheit und Jugend ähnlichen oder gleichen Umwelteinflüssen. Nur durch die Lebensweise ist zu erklären, dass Frauen und Männer, die in Familien mit hoher Lebenserwartung einheiraten, zwar früher als ihre Lebenspartner, aber deutlich später als in der übrigen Bevölkerung sterben.[22] Familiäre Häufungen von Krebs oder Übergewicht beweisen keine Erblichkeit.

Der Vergleich von Nonnen und Mönchen mit der Allgemeinbevölkerung untermauert ebenfalls die größere Rolle der Lebensumstände.[23] Mönche wurden nur so lange älter, bis deren Rauchverbot nach dem Zweiten Weltkrieg aufgehoben wurde. Nonnen, die rauchen, zeigen keinen Gesundheitsvorteil gegenüber der Allgemeinbevölkerung. Auch Ergebnisse der Zwillingsforschungen legen nahe, dass die Lebensweise das Alter bestimmt.[24] [25] Eineiige Zwillinge werden im Laufe ihres Lebens epigenetisch umso verschiedener, je unterschiedlicher sie leben.[26] [27] Der Schlüssel für ein hohes Alter liegt also nicht darin, die »richtigen« Gene zu erben, sondern durch seine Lebensweise die bestmögliche epigenetische Prägung zu erzielen. Das Erbgut ist kein unabänderliches Schicksal. Der Schriftsteller und Schauspieler Curt Götz (1888–1960) hat dies treffend erfasst: »Ich träumte, ich stand am Ende meines Weges, und der Tod kam mir entgegen. ›Schon?‹ Er nickte. ›Das war alles?‹, fragte ich. ›Das war alles, was du daraus gemacht hast.‹«[28]

Das doppelte X-Chromosom erklärt bei Frauen bestenfalls eine kleine Differenz des höheren Sterbealters gegenüber Männern. Frauen leben zwar in zahlreichen Gesellschaften länger als Männer und unter den sehr alten Menschen finden sich mehr Frauen. Allerdings besteht jeweils ein geschlechtsspezifischer Lebensstil, der vorzeitige Todesfälle bei Männern bedingt: höherer Konsum an Suchtmitteln, größere Risikobereitschaft sowie Berufe mit höheren Unfallrisiken. Bei gleicher Lebensweise gleicht sich auch die Lebenserwartung an.[29] Ein Zusammenhang zwischen der ethnischen Zugehörigkeit und dem Lebensalter wird ebenfalls oft unkritisch attestiert, nur weil sich die Durchschnittsalter verschiedener Ethnien in einem Land unterscheiden. Diskrepanzen im Lebensalter derselben Volksgruppen in ihren Heimat- und Gastländern zeigen jedoch, dass die Umwelt dominiert. Dies spiegelt sich auch im Spektrum der Krankheiten wider: Krankheitshäufigkeiten nähern sich für Migranten innerhalb einer Generation der des Gastlandes an.[30]

In den verschiedensten menschlichen Gesellschaften besteht auch ein Zusammenhang zwischen einem höheren sozioökonomischen Status und der Lebensdauer.[31] [32] Reiche lebten zu allen

Zeiten deutlich länger.[33] [34] Die höhere Lebenserwartung liegt allerdings nicht an einem unbehinderten Zugang zu medizinischen Dienstleistungen, sondern an qualitativ besseren Nahrungsmitteln, einem geringeren Missbrauch von Suchtgiften, weniger Übergewicht sowie an Wohngegenden mit niedrigerer Umweltbelastung. Dies erklärt maßgeblich das höhere Sterbealter von Akademikern.[35] Wesentlichen Einfluss auf die Lebensdauer haben auch gute Sozialkontakte: Die Sterbewahrscheinlichkeit halbiert sich.[36] Dies gilt auch für stabile Partnerbeziehungen.[37] Umgekehrt verkürzen Scheidungen und bei Männern auch der Tod des Lebenspartners das Leben.[38] Enge zwischenmenschliche Beziehungen bewahren vor Suiziden und sind ein Korrektiv gegen risikobehaftetes Verhalten.

Wesentlich geprägt wird das Potenzial der DNA epigenetisch während der Kindheit und Jugend. Ein langes und gesundes Leben ist wahrscheinlicher, wenn körperliche, geistige und psychische Entwicklung nicht beeinträchtigt werden. Verlaufsbeobachtungen Frühgeborener zeigen, dass vorzeitige Geburten, Entbindungen per Kaiserschnitt, Antibiotikabehandlungen der Mutter und längere Aufenthalte im Inkubator die Krankheitshäufigkeit und die Sterblichkeit im Kleinkindesalter steigern.[39] [40] [41] Entscheidend dürfte eine gestörte Entwicklung des Immunsystems sein, wenn die mütterlichen Vaginal- und Darmkeime für den Aufbau des kindlichen Mikrobioms fehlen. Antibiotikagaben setzen die Schädigung des Immunsystems fort: Je vorzeitiger die Geburt, desto größer ist die Gefahr, an Erkrankungen der Lunge, Diabetes mellitus und Herzkrankheiten zu sterben.[42] [43] [44] Da in Deutschland mehr als ein Viertel aller Kinder mindestens eine Woche zu früh auf die Welt kommt[45], wird dies die Lebensdauer verkürzen.

Auch in der späteren Kindheit ist eine fortgesetzte Stimulation des Immunsystems durch Kontakte mit Mikroorganismen sowie organischen und anorganischen Substanzen essenziell. Das Auftreten »allergischer« Krankheiten bei zu geringem Kontakt steht damit in Verbindung. Gleichermaßen entwickeln sich maximale Knochenfestigkeit und Leistungsfähigkeit der Muskulatur nur durch repetitive Beanspruchungen während des Heranwachsens. Die Zahl der Fettgewebszellen wird während der Kindheit angelegt und bestimmt das spätere Risiko für Übergewicht.[46] Lassen sich die Eltern scheiden, erhöht sich die Wahrscheinlichkeit für spätere Erkrankungen und einen früheren Tod durch gesundheitsschädliche Verhaltensweisen (zum Beispiel höhere Raucherquote).[47] Wer lange leben will, sollte sich also eine natürliche Geburt, eine altmodische Kinderstube und eine traditionelle kleinbäuerliche Umgebung als Spielwiese aussuchen, die vor allem das richtige Training des Immunsystems liefert ...

Und was ist mit den Hotspots für ein langes Leben? Abgesehen davon, dass nicht wenige Fake News sind, gibt es keine Klimazonen oder Topografien mit generell höherer Lebenserwartung. Der Breiten- oder Längengrad erklärt nicht, dass Dickdarmkrebs in Afrika und Indien selten ist, sondern die Ernährung. Galt es lange als erwiesen, dass es am Äquator oder in Grönland keine multiple Sklerose gebe, ist dies inzwischen widerlegt.[48] Die ältesten Menschen leben nicht dort, wo man die meisten Medikamente schluckt und am häufigsten operiert wird. Die langlebigen Menschen in Okinawa, Sardinien oder Kalabrien haben ihr Alter keinem Genius Loci zu verdanken. Es ist die Lebensweise.

Die »Macht der Gene« als Synonym für umwelt- und verhaltensresistente Gegebenheiten wurde und wird überschätzt, da Unterschiede im Erbgut gesellschaftliche Eliten legitimieren können und genetische Manipulationen eine kommerziell interessante Dienstleistung darstellen. In Medizinstudium und Medien sind seltene Erbkrankheiten daher überrepräsentiert.[49] Ernährung, körperliche Bewegung, Inanspruchnahme medizinischer Behandlungen, Suchtmittel, Umweltgifte, Risikobewusstsein sowie Unfallrisiken verzögern oder provozieren maßgeblich Krankheiten und Tod. Nichtraucher ohne Übergewicht, die sich regelmäßig bewegen, bewusst ernähren und wenig Alkohol trinken, dürfen mit zwölf (Männer) beziehungsweise 14 (Frauen) zusätzlichen Jahren rechnen.[50] Heutige Erkenntnisse bestätigen, was der Philosoph Demokrit (circa 460–circa 371 v. Chr.) vor 2500 Jahren zum Ausdruck gebracht hat: »Da flehen die Menschen die Götter an um Gesundheit und wissen nicht, dass sie in ihren eigenen Händen liegt. Durch ihre Unmäßigkeit schädigen sie ihre Gesundheit, durch ihre Begierden machen sie sie zuschanden.«[51]

Die Kunst, das menschliche Leben zu verlängern

Leben und Sterben vor 200 Jahren

Können wir heute vom Hof- und Stadtarzt eines kleinen, für seine Dichter und Denker bekannten Fürstentums etwas für unser Leben lernen? Von einem Arzt, der noch zur Ader ließ und Klistiere verordnete? Mehr, als viele glauben. Als 2007 amerikanische und australische Wissenschaftler nach jahrelangen Bemühungen feststellten, dass die in China bei Kindern epidemisch zunehmende Kurzsichtigkeit Folge eines zu langen Aufenthalts in geschlossenen Räumen mit der vergleichsweise geringen Lichtintensität ist,[1] hätten sie ihr Ergebnis schon in Hufelands *Die Kunst, das menschliche Leben zu verlängern* nachlesen können: »Die Hauptursache unsrer Augenschwäche und Kurzsichtigkeit sind die vier Wände.«[2] Denn Hufeland hatte beobachtet, dass es Kurzsichtige nur in der Stadt gab.

Die Residenzstadt Weimar entsprach zu Hufelands Zeit mit ihren etwa 6000 Einwohnern nach heutigen Maßstäben kaum einer Kleinstadt – »zu klein, um darin herumzufahren, und doch zu groß, um zu Fuß sich nicht recht zu ermüden«[3]. Die Umweltvergiftung durch menschliche und tierische Fäkalien sowie Unrat hielt sich gegenüber größeren Städten noch in Grenzen.[4] »Das Leben auf dem Lande und in kleinen Städten ist

dem langen Leben günstig«[5], urteilte Hufeland. Trotzdem klagte
der seit 1775 dort ansässige Dichterfürst Johann Wolfgang von
Goethe (1749–1832) zwar im übertragenen Sinn, aber sicher
nicht ohne konkrete Erfahrung, dass man »auf lauter Koth geht
so wie man aus seinem Haus tritt«[6]. Eine Kanalisation gab es
nicht und die Fuhrwerke, mit denen Fäkalien abtransportiert
wurden, verschärften oftmals die Situation.[7] Im Winter wurden
die Brunnen sogar mit Mist bedeckt, um ein Einfrieren zu
verhindern. Die Sterblichkeit unter den einfachen Leuten war
selbst im beschaulichen Weimar hoch. Bakterielle Epidemien und
Parasiten gehörten zum Alltag. »Von 100 Menschen [...] sterben
50 vor dem 10ten Jahre, [...] nur 6 kommen über 60 Jahre.«[8] Das
Durchschnittsalter lag dementsprechend um die 40. Hufeland
empfahl: »Man suche immer lieber eine Wohnung an der
Außenseite der Stadt«[9], und »wo möglich hoch zu wohnen. Wer
seine Gesundheit lieb hat, sollte, in Städten wenigstens, nicht par
terre«[10] zu Hause sein. Anwohner heutiger Verkehrsschluchten
werden diese Empfehlung aus anderen Gründen nachvollziehen
und nützen können.

Zumindest die Oberschicht hatte die städtischen Gesundheitsrisiken im Kalkül, obwohl krankheitserregende Mikroorganismen noch unbekannt waren. Diejenigen, die es sich leisten
konnten, wichen zur wärmeren Jahreszeit auf Landsitze aus,
wo sie auch ihre eigenen Lebensmittel produzierten. Goethe
behielt zeitlebens sein Gartenhaus vor der Stadt. Entsprechend
wurden Wohlhabende mehrheitlich zwischen 60 und 80, ver-
einzelt sogar über 90 Jahre alt.[11] [12] Hufeland war überzeugt,
dass »das Ideal eines zur Gesundheit und Longävität (= lange
Lebensdauer, *Anm. des Verfassers*) führenden Lebens ... das
Bild des Landlebens darstellt«[13]. Die Lebenserwartung in der
Oberschicht reduzierte sich allerdings nach seiner Auffassung
durch andere Zivilisationseinflüsse: »Wurden sie aber nach und
nach der Natur untreu, überfeinert und luxuriös, so wurde auch
die Lebensdauer kürzer.«[14] Geringe körperliche Aktivität, ein
Überangebot raffinierter Speisen, alkoholische Getränke und

grassierende Geschlechtskrankheiten als Folge des Mätressen- und Dirnenwesens sowie der Tabakmissbrauch gehörten zum Lebensstil. Hufeland klagte: »Fürchterlich ist dieses Heer heimlicher und öffentlicher Lebensfeinde in neuern Zeiten angewachsen [...] und ihre Zahl sich auf viele Tausende beläuft, so erschrickt man davor, was durch Luxus, Sittenverderblichkeit, unnatürliche Lebensart und Ausschweifungen möglich worden ist.«[15] Dazu kam noch das Risiko eines vorzeitigen Ablebens durch die häufigen kriegerischen Auseinandersetzungen, das in diesen Zeiten alle Schichten betraf.

Hufeland beendete sein Leben in Berlin und musste in der bis 1870 kanalisationsfreien Großstadt 1831 noch die erste Cholerawelle erleben. Bereits in Weimar hatte er geraten, »den Aufenthalt in großen Städten zu meiden; sie sind offne Gräber der Menschheit«[16]. Mit nicht mehr als 50 Jahren veranschlagte der Arzt und Politiker Rudolf Virchow (1821–1902) die Lebenserwartung selbst der reicheren Berliner.[17] Hufeland übertraf diese deutlich, als er 1836 74-jährig an den Folgen einer Operation verstarb.[18] Wohl auch, weil er sich in den letzten Jahren immer häufiger in sein Landhaus im Tiergarten zurückgezogen hatte.[19]

Hufelands »Verlängerungs- und Verkürzungsmittel des Lebens«

Christoph Wilhelm Hufeland listete sowohl Verlängerungs- als auch Verkürzungsmittel des Lebens auf (siehe Tabelle 1 a und b). Wie in der Antike sah er das Leben als brennende Kerze, deren Erlöschen für jeden vorbestimmt war. Dieses Bild beinhaltet eine unvermeidliche Selbstaufzehrung, die vorrangig von der täglichen Prävention durch einen gesundheitsförderlichen Lebenswandel für Körper, Geist und Seele verzögert wird. Der Docht kann langsamer oder schneller bis zu seinem Ende brennen. »Wir sind beständig von Freunden und Feinden des Lebens umgeben. Wer es mit den Freunden des Lebens hält, wird alt; wer hingegen die Feinde vorzieht, verkürzt sein Leben. Das Hauptsächliche der Kunst, lange zu leben, wird also vor allen Dingen darinne bestehen, dass wir Freunde und Feinde ... gehörig unterscheiden und letztere vermeiden lernen.«[20] Ein langes Leben müsse man sich jeden Tag absparen und durch Regenerationsstrategien seine Lebenskraft möglichst lange erhalten. Wer seinen Docht von beiden Seiten anbrennt, werde vielleicht gut, aber meist nicht sehr lange leben.

Konstitution

- Gute physische Herkunft

Optimierung der Lebensweise

- Vernünftige physische Erziehung
- Tätige und arbeitsame Jugend – Vermeidung der Weichlichkeit
- Enthaltsamkeit von dem Genuss der physischen Liebe in der Jugend und außer der Ehe
- Glücklicher Ehestand
- Der Schlaf
- Körperliche Bewegung
- Genuss der freien Luft – mäßige Temperatur der Wärme
- Das Land- und Gartenleben
- Reisen
- Reinlichkeit und Hautkultur
- Gute Diät und Mäßigkeit im Essen und Trinken – Erhaltung der Zähne
- Ruhe der Seele – Zufriedenheit – lebensverlängernde Seelenstimmungen und Beschäftigungen
- Wahrheit des Charakters
- Angenehme und mäßig genossene Sinnes- und Gefühlsreize
- Rettung in schnellen Todesgefahren
- Das Alter und seine gehörige Behandlung
- Kultur der geistigen und körperlichen Kräfte

Gebrauch von Medizin

- Verhütung und vernünftige Behandlung der Krankheiten – gehöriger Gebrauch der Medizin und des Arztes

Tabelle 1 a: 19 »Verlängerungsmittel des Lebens« von C. W. Hufeland

Lebensweise

- Die schwächliche Erziehung
- Ausschweifungen in der Liebe
- Übermäßige Anstrengung der Seelenkräfte – lebensverkürzende Stimmungen und Leidenschaften
- Unmäßigkeit im Essen und Trinken – die raffinierte Kochkunst – die geistigen Getränke
- Unreine Luft – das Zusammenwohnen der Menschen in großen Städten
- Lebensverkürzende Seelenstimmungen und Leidenschaften – üble Laune – allzu große Geschäftigkeit
- Überspannte Einbildungskraft – Krankheitseinbildung – Furcht vor dem Tode
- Müßigkeit – Untätigkeit – Langeweile
- Gifte und Infektionen
- Das Alter
- Gewaltsame Todesarten – Trieb zum Selbstmord

Gebrauch von Medizin

- Krankheiten und deren unvernünftige Behandlung

Tabelle 1 b: Zwölf »Verkürzungsmittel des Lebens« von C. W. Hufeland

Das vitalistische Konzept klingt heute vielleicht unwissenschaftlich. Aber was ist, wenn man »Lebenskraft« durch »genetische Ausstattung« ersetzt? Und den »Docht der Lebensflamme« durch unsere Telomere, die sich bei jeder Zellteilung je nach Aktivität des Enzyms Telomerase schneller oder langsamer verkürzen und unser Leben limitieren? Dann ist Hufeland nicht weit von uns entfernt: Abhängig von der konstitutionell festgelegten Lebenskraft und deren Prägung in Kindheit und Jugend sah er das maximale Sterbealter festgelegt. Wir wissen heute, dass die Teilungsfähigkeit somatischer Zellen beschränkt ist und erhöhte Anforderungen mit schnelleren Zellteilungen zu einer kürzeren Lebensspanne führen müssen. Die zwingende Konsequenz lag für ihn in einer »gewissen Mittelmäßigkeit des Standes, des Clima, der Gesundheit, des Temperaments, der

Lebensconstitution, [...] der Geisteskraft, der Diät usw. [...] um alt zu werden. Alle Extreme [...] hindern die Verlängerung des Lebens.«[21] Heute zeigen Daten, dass Menschen mit mittelgroßen Füßen eine höhere Lebenserwartung als Menschen mit sehr kleinen oder sehr großen Füßen haben.[22]

Folgende Zusammenhänge mit der Lebensdauer sah Hufeland als gegeben an:

1. Die Lebenserwartung der Menschen scheine über Jahrtausende unverändert zu sein.
2. Der Einfluss des Klimas auf die Lebenserwartung sei nur gering.
3. Auch bei hoher Sterblichkeit würden einzelne Menschen sehr alt.
4. Eine größere Meereshöhe sei bis zu einer gewissen Höhe vorteilhaft für ein längeres Leben. Aber auf Inseln lebe man länger als auf dem Festland.
5. Ein kaltes Klima und geringe Klimaschwankungen würden ein längeres Leben begünstigen.
6. Sehr trockene oder sehr feuchte Gegenden seien für die Lebensdauer nachteilig.
7. Kalkhaltiger Boden sei eher nachteilig für ein langes Leben.
8. »Je mehr der Mensch der Natur und ihren Gesetzen treu bleibt, desto länger lebt er.«[23]
9. Alte Menschen seien ein- oder mehrmals verheiratet. Ledig werde man nicht alt.
10. Frauen würden älter als Männer, aber um sehr alt zu werden, müsse man männlich sein.
11. Müßiggänger würden nicht alt.
12. Eine größere Nahrungsaufnahme als nötig und Fleisch würden das Leben verkürzen.
13. Eine gewisse Bildung würde die Lebensdauer befördern.

Obwohl unser heutiges Wissen Korrelationen zwischen der Lebenserwartung und klimatischen beziehungsweise geografischen
Faktoren nicht bestätigt, treffen seine Aussagen zum maximalen
Lebensalter, der Bedeutung eines naturnahen Lebens, des Famili-
enstandes, der Bildung und Aktivität sowie zur Ernährung nach
heutigen Studien zu. Hufeland identifizierte vier Strategien, wie
man das Leben verlängern oder verkürzen könne:

1. Vermehrung/Verminderung der Lebenskraft,
2. Abhärtung/Schädigung der Organe,
3. Verlangsamung/Beschleunigung der Lebenskonsumation,
4. Erleichterung/Hinderung der Restauration.

Seine Verlängerungs- wie Verkürzungsmittel beziehen sich auf
die Entwicklung der Lebenskraft während des Heranwachsens, die Optimierung der Lebensweise und Richtlinien für
den »gehörigen Gebrauch der Medizin und des Arztes«[24]. Die
Lebensführung ist dabei mit Abstand die wichtigste Stellschraube:
Sieht man von einigen sehr zeitbezogenen Empfehlungen
(Vermeidung von »Ausschweifungen der Liebe«, außerehelichen
physischen Beziehungen und der Onanie) ab, betreffen 17 seiner
19 Verlängerungs- und elf von zwölf seiner Verkürzungsmittel
die Lebensweise. Ein rein medizinischer Zugang kommt für
ihn nicht in Betracht, um das Leben zu verlängern. Wir wissen
heute, dass erhöhte Risiken für bestimmte Krankheiten sogar
ein langes Leben zumindest nicht verhindern: In Sardinien
werden viele älter als 100 Jahre, obwohl dort sogenannte
Autoimmunkrankheiten (Diabetes Typ I, multiple Sklerose u. a.)
auffällig häufig auftreten.[25] Hufeland war kein Vordenker der
»Lebensverlängerung«, aber einer, der das Wissen seiner Zeit über
die Faktoren der menschlichen Lebensdauer zusammengefasst
hat.

Hufelands Medizinverständnis

Die Medizin stand für Hufeland im Dienst der Selbstheilungs-
kräfte. Um Krankheiten zu verhüten, brauchte es keine Medizin: Entweder musste man die Ursachen meiden oder weniger
empfindlich werden. Da man Krankheiten nur sehr begrenzt aus
dem Weg gehen könne, war für ihn eine Abhärtung des Körpers
durch »freye Luft« und Wetter, tägliches Waschen mit kaltem
Wasser, körperliche Bewegung mit Muskeltraining, Fasten und
gelegentliche, aber wohldosierte Anstrengungen und Genüsse
essenziell. Diese Regeln sollten bereits in der Kindheit eingeübt
werden, um eine »Treibhauserziehung« zu verhindern.[26] Die
Medizin hatte gegen die von ihm identifizierten »Feinde des
Lebens« wenig auszurichten: »Aber der Schaden dieser an
sich selbst schon jetzt viel häufigern und gefährlichern Feinde
wird dadurch unendlich vermehrt, dass man sie zum Teil ganz
widersinnig behandelt, und überhaupt die Medizin zu sehr
missbraucht.«[27]

Im Gegensatz zur Schulmedizin begriff Hufeland den Kranken als Subjekt und lokalisierte den Großteil einer Genesung
beim Patienten, während die Mehrzahl der Ärzte Besserungen
und Heilungen damals wie heute für sich beansprucht. Medizin sei daher mit einer »Gärtnerey« zu vergleichen, die nur
»die Hindernisse einer Heilung wegnehmen und sie unterstützen kann«. Eine Demut, die heutigen Behandlungen abhanden-
gekommen ist. Hufeland strebte eine nachhaltige Gesundung
an, die nie gegen Körper und Geist des Kranken zu erzielen
ist. Auch in unserem Zeitalter der Antibiotika sind es Selbst-
heilungskräfte, die die Hauptarbeit leisten, und nicht verordnete Chemie oder Naturstoffe. In sorgfältiger Abwägung von
Behandlungsnutzen und -risiken hatte er auch immer einen Ver-
ordnungsverzicht im Portfolio. Sein Vorgehen kann heute noch
Vorbild sein:

- Bei den ersten Symptomen solle der Erkrankte umgehend die Selbstheilung unterstützen: Bettruhe, Nahrungskarenz und Flüssigkeitszufuhr. Aber nicht in einer muffigen oder gar überheizten Krankenstube, sondern bei reichlich frischer Luft. Eine ärztliche Behandlung sei in Frühstadien meist nicht erforderlich. Biochemische Erkenntnisse belegen heute heilsame Umstellungen der Signalwege im Hungerstoffwechsel (vgl. S. 18). Die Konsultation eines Arztes sei nur hilfreich, um die Schwere des Krankheitsbildes einzuschätzen. Die Versicherung, dass die Symptome rückbildungsfähig seien, könne zur schnelleren Gesundung beitragen. Der Kranke ist zu diesem Zeitpunkt noch kein Patient.

- Erst, wenn sich die Erkrankung hartnäckig zeigt oder verschlechtert, tritt für Hufeland eine Behandlung auf den Plan. Die Therapie solle dabei die Selbstheilung unterstützen, indem der Arzt die Symptome des Kranken genau registriert und verstärkt. Krankheitssymptome sind für ihn keine Bestandteile der Krankheit, die »bald genug weggeschafft werden«[28] müssten, sondern Heilungsreaktionen – ganz in der homöopathischen Denkweise. Die Schulmedizin erkennt erst allmählich wieder, dass Fieber bei einer Infektion oder eine Gewichtsabnahme bei Krebspatienten eine Heilung unterstützen.

- Nur, wenn dies nicht wirkt, seien eingreifendere Maßnahmen mit höherem Schadenspotenzial angezeigt. Dabei nutzte Hufeland auch Schulmedizin mit Aderlass, Klistieren und Chemie. Hahnemanns homöopathische Krankheitsanalyse teilte er, betrachtete aber die Wirkstoffverdünnung und den Verzicht auf eine Ursachenforschung kritisch.[29]

Obwohl sich die Heilungsaussichten mit der Krankheitsdauer verschlechtern, waren Behandlungen für ihn nachrangig. Die Verordnung von Medikamenten führte nach seiner Ansicht zu nichts anderem »als der Erregung einer künstlichen Krankheit, um die natürliche zu beheben«[30]. Jede Medikation sei »an und für sich schädlich« und mache »folglich jemand erst krank, der es noch nicht war«. Der Patient leide dann an »zwey Krankheiten«[31]. Stets war ihm bewusst, dass jede Therapie den Gesundheitszustand des Kranken verschlechtern kann. Sollte durch eine Behandlung sehr viel Lebenskraft aufgebraucht werden, könnten auch erfolgreiche Therapien das Leben verkürzen. Wir wissen heute, dass immunsuppressive Medikamente bei Krebs, Rheuma oder multipler Sklerose tödliche Infektionen begünstigen und das Leben schneller als die Krankheit beenden können. Andererseits werden manche Krankheiten auch durch andere Erkrankungen verhindert: Wer an Rheuma leidet, wird ohne Behandlung mit Kortikosteroiden oder Biologika nur selten Krebs bekommen[32], und beim Befall mit bestimmten Würmern bessern sich Autoimmunkrankheiten.[33] Hufeland wäre mit der Mehrzahl der Therapien in unseren modernen Kliniken ebenso wenig einverstanden wie mit den häufigen Aderlässen und Einläufen seiner damaligen Kollegen.

Seine restriktive Einstellung gegenüber medizinischen Maßnahmen kostete Christoph Wilhelm Hufeland damals schon die Berufung zum Leibarzt der fürstlichen Familie in Weimar, die bereits sein Vater und Großvater erhalten hatten. Was fiel vor? Zunächst konnte er den Tod der ältesten Tochter des Herzogs nach einem Asthmaanfall nicht verhindern.[34] Als wenig später die Herzoginmutter lebensbedrohlich an einer Lungenentzündung erkrankte, waren ihm die Hände mangels wirksamer Medikamente wiederum gebunden. Ein daraufhin aus dem nahen Jena herbeizitierter Kollege setzte dagegen am elften Tag des Fiebers, an dem entweder die Selbstheilung greifen oder der weitere Verfall eintreten sollte, auf ein Brechmittel. Die nachfolgende Genesung schien die untaugliche Therapie zu bestätigen und verschaffte dem Kollegen die Berufung zum Leibarzt. Erst 60 Jahre später bestätigte eine

Untersuchung Hufelands Vorgehen, in der die Sterblichkeit bei einer Lungenentzündung mit Abwarten und Wassersuppe 7 Prozent, mit Brechmitteln aber 21 Prozent betrug.[35] Ärztlicher Aktionismus mit unheilsamen Mitteln hat damals wie heute außer zu zahlreichen Behandlungsopfern auch immer wieder zu unverdientem Ansehen geführt.

Was die Dauer des Lebens betrifft, hielt Hufeland ein Lebensalter von 200 Jahren für möglich.[36] Diese Annahme resultierte aus seiner unkritischen Übernahme von Lebensdaten von Menschen aus der Unterschicht: »Daher sind es nicht die Reichen und Vornehmen, nicht die, die Gold- und Wundertincturen einnehmen, welche sehr alt werden; sondern die Bauern, Ackersleute, Matrosen.«[37] Trotz einer höheren Sterblichkeit von Menschen der unteren Schichten berichtete er, dass unter diesen »Leute von 100 Jahren […] häufiger vorkommen«.[38] Auch zweifelte er nicht an den Lebensaltern von 152 beziehungsweise 169 Jahren zweier Engländer aus dem 17. Jahrhundert, obwohl bei der Obduktion alle Organe so jugendlich wie bei einem jungen Menschen vorgefunden worden waren.[39]

Manipulationen des Lebensalters aufgrund fehlender oder gefälschter Geburtsurkunden waren aber in diesen Zeiten nicht ungewöhnlich. Im einfachen Volk nahm man es nicht so genau.[40] Häufig fehlten Aufzeichnungen oder diese waren lückenhaft. Biografische Daten vermeintlich langlebiger Berufsgruppen wie Seeleute oder Söldner durften keinesfalls für bare Münze genommen werden. Es konnte vorteilhaft sein, wenn der Sohn mit gleichlautendem Vornamen das Geburtsdatum des Vaters übernahm, um sich erbrechtliche Probleme vom Hals zu halten. Kein Zufall, dass Hufeland aufgrund der gegenüber der Oberschicht schlechteren Dokumentation zu dem falschen Schluss kam, dass »die außerordentlichsten Beyspiele von sehr langen Leben nur unter den Menschenklassen, die unter körperlicher Arbeit, und in freyer Luft, ein einfaches naturgemäßes Leben führen« gefunden würden.[41] Der in seiner Zeit starke Wunsch nach Belegen für gesundheitsförderliche Effekte eines natürlichen Lebens verstellte den Blick auf die Fakten.

Woran wir sterben und worauf es heute ankommt

Kennen wir unsere Todesursachen?

In hohem Alter sterben wir nicht einfach an »Altersschwäche«. Spätestens Obduktionen und Laboranalysen weisen fast immer Krankheiten nach, die dem Leben ein Ende setzten.[1] Für ein möglichst gesundes und langes Leben erscheint daher folgendes Vorgehen verlockend: Wir identifizieren die häufigsten Krankheits- und Todesursachen und versuchen, sie zu vermeiden – »how not to die«[2]. Aber können wir Todesarten so einfach durch unsere Lebensweise abwählen? Wie genau kennen wir überhaupt deren Ursachen?

Herzinfarkte und Schlaganfälle sind nach den Verlautbarungen unsere häufigsten »Todesursachen«.[3] Also müssen wir uns vor der Verstopfung von Arterien schützen. Ärzte empfehlen, die Gerinnungsfähigkeit des Blutes zu vermindern und den Blutdruck zu senken. Tatsächlich lässt sich dadurch das Risiko für Herzinfarkte und Schlaganfälle vermindern.[4] [5] Allerdings nur um den Preis neuer Risiken wie Blutungen, Stürze, Nierenversagen und Elektrolytentgleisungen.[6] Wir schlagen dem Tod kein Schnippchen, sondern wechseln nur die Todesart. Und bei der zweithäufigsten Todes*ursache* Krebs? Spätestens hier stellen wir fest, dass Todes*arten* verfälschend als »-ursachen« bezeichnet werden. Die wirklichen Ursachen sind oft nicht bekannt oder werden nicht benannt. Ohne deren Kenntnis ist aber keine Prävention möglich. Ein Krebstod gilt daher Schulmedizinern nur selten als vermeidbar.

Todesdiagnosen müssen mit großer Skepsis betrachtet werden. Tödliche Krankheiten sind entweder nach ihrer Lokalisation (Herz-Kreislauf-Erkrankungen) oder einer morphologischen Gewebeveränderung (Entzündung, Tumor, Infarkt, Embolie) zugeordnet. Ein Krebsleiden wird heute noch in den meisten Fällen vor dem Ableben nachgewiesen, sodass es sich als Todesart häufig zu Recht auf dem Totenschein findet. Aber die Ursachen für die Tumoren fehlen. Bei einem Herztod ist es verworrener: Der Tod kann sehr plötzlich erfolgen und es gibt keine oder nur eine fragmentarische Krankengeschichte. Mit einer äußeren Leichenschau lässt sich nicht einmal sicher erkennen, ob ein Herzstillstand den Tod ausgelöst hat oder nur ein Folgeereignis war. Ein Herzversagen kann durch einen Durchblutungsmangel, eine gestörte Erregungsleitung oder ein muskuläres Pumpdefizit eintreten. Aber auch damit ist die eigentliche Ursache unbenannt: unzureichende Blutzufuhr durch einen Blutdruckabfall oder den Verschluss einer Herzkranzarterie? Störung der Erregungsleitung durch eine Medikamentenwirkung, Entzündung oder eine gestörte Durchblutung? »Entzündung« ist *die* universelle Heilungsreaktion unseres Körpers auf verschiedenste Schädigungen (Krankheitserreger, Gifte, Strahlung) und besagt sowieso nichts über den Auslöser.

Eine korrekte Identifizierung der tatsächlichen Todesursachen verlangt eine rückhaltlose Aufarbeitung der Todesarten – nicht nur die Benennung einer Teilursache nach einer äußeren Leichenschau. Ohne Obduktion wird die Diagnose höchstens in zwei Dritteln der Fälle zutreffen.[7] Insbesondere dann, wenn bei den 60 Prozent von uns, die außerhalb von Kliniken sterben, zur Todesfeststellung die Leiche von der Mehrzahl der Ärzte gar nicht entkleidet wird.[8] Eine sogenannte qualifizierte Leichenschau durch einen Rechtsmediziner findet bisher überhaupt nur bei Verdacht auf einen gewaltsamen Tod und vor Feuerbestattungen statt. Obduktionen sind die Ausnahme: Nur 1 Prozent der Toten wird seziert.[9] Beim Ableben in Kliniken sieht es nicht viel besser aus: Denn auch dort erfolgen Obduktionen nur bei 3 bis 4 Prozent der Verstorbenen.[10] Und selbst dann bleiben trotz datenpraller Krankenakten bestimmte Ursachen unerkannt oder werden nur entdeckt, falls gezielte Laboranalysen (zum Beispiel bei Gift- oder Medikamenteneinwirkungen) erfolgen. Zwischen den Diagnosen auf den Totenscheinen und den Obduktionsergebnissen besteht schätzungsweise in 15 bis 50 Prozent der Fälle eine Diskrepanz.[11] [12] [13] Ein Drittel der auf den Totenscheinen vermerkten Diagnosen trifft also gar nicht zu![14] Mit Fug und Recht darf daher bezweifelt werden, dass arteriosklerotische Herz-Kreislauf-Erkrankungen unsere häufigsten Todesursachen sind.

Die Ranglisten der Todesdiagnosen beruhen also nur zum Teil auf Fakten. Dies muss zu Fehleinschätzungen führen, da die falschen Diagnosen keine Zufallsauswahl darstellen. Bei möglichen Fremdeinwirkungen (»ungeklärter Tod«, Verdacht auf einen »nicht natürlichen Tod«) drohen staatliche Ermittlungen mit juristischen Auseinandersetzungen, sodass Obduktionen vermieden werden. Behandlungsbedingte und gewaltsame Todesursachen gelten fälschlich als Raritäten.[15] Besonders krass zeigte dies die Mordserie eines Pflegers in Kliniken in Oldenburg und Delmenhorst: Mehrere Hundert medikamentös verursachte Tötungen wurden als »natürlicher Tod« klassifiziert.[16]

Der Versuch, Todesarten prophylaktisch zu entgehen, scheitert aber nicht nur an deren ungeklärten oder unzutreffenden Ursachen, sondern auch daran, dass Krankheiten und Tod selten monokausal bedingt sind. Meist liegt eine Kausalitätskette vor. Im Alter sind die fünf »Is« als Risiken für Krankheit und Tod bekannt: Immobilität, Instabilität (Stürze), Inkontinenz, intellektuelle Einschränkung und iatrogene (= behandlungsbedingte) Schädigung. Wer sich also bei seiner Vermeidungsstrategie auf die Krankheits- und Todesartenstatistiken stützt, schützt sich entweder vor den falschen Feinden oder bleibt ratlos, da die

Medizin Ursachen ignoriert oder nicht aufklären will. Und natürlich können die gleichen Todesarten verschiedene Gründe haben. Eine Leberzirrhose kann Folge eines langjährigen hohen Alkoholkonsums sein, aber auch auf Virusinfektionen oder Medikamente zurückgehen.

Taugen vielleicht biomedizinische Datensätze für eine personalisierte Risikoanalyse als Lebensversicherung gegen ein vorzeitiges Ableben? Wir könnten uns zumindest für die wichtigsten Erkrankungen unser persönliches Risiko gemäß Lebensgewohnheiten und genetischer Ausstattung bestimmen lassen und unseren Tod durch gezielte Maßnahmen unwahrscheinlicher machen. Leider sind die feilgebotenen Risikoprofile aus Genanalysen und Abfragen von Lebensdaten eher der pseudonaturwissenschaftlichen Scharlatanerie zuzuordnen, als dass sie für eine »stratifizierte Prävention« taugen. Nur für sehr seltene Erbkrankheiten lassen sich Risiken bestimmen. Meistens liegen keine Genveränderungen vor. Verschärft wird die Problematik noch dadurch, dass sich Genanalysen in verschiedenen Sequenzierungslaboren unterscheiden.[17] Kein Wunder, dass käufliche Profile durchwegs der Bevölkerung in einem bestimmten Land entsprechen und keine persönliche Relevanz haben.

Es macht auch keinen Sinn, Prozesse, die mit Alter und Krankheiten korrelieren, zu bekämpfen: Oxidation, »Übersäuerung« (Azidose), mitochondriale Dysfunktionen oder die Verkürzung der Telomere. Nicht nur, dass wir diese Prozesse nicht direkt wahrnehmen und nicht gezielt umkehren können. Gegenmittel sind in ihrer Wirksamkeit umstritten und deren Sinn zweifelhaft, da die Vorgänge nicht grundsätzlich schädlich sind, sondern ihre biologischen Funktionen haben. So ist die Verkürzung der Telomere bei somatischen Zellen ein Schutz gegen eine ungeregelte Zellvermehrung, wie sie Krebszellen aufweisen. Freie Radikale bedrohen nicht nur körpereigene Strukturen, sondern fungieren auch als Abwehr gegen Krebszellen und Mikroorganismen. Zu wenige freie Radikale können das Leben verkürzen, weil die Reparaturmechanismen nicht mehr ausreichend stimuliert werden. Seneszente Zellen sind nicht nur störende Zell-»Rentner«, sondern stabilisieren Gewebe und beugen Zellentartungen vor. Mittel, die in diese Prozesse eingreifen, werden nie frei von anderen Wirkungen sein, die oft schädlicher als der vermeintliche Haupteffekt sind. Wer unsere Krankheiten im Alter ausschließlich biochemischen Veränderungen zuschreibt und zu »Alterskrankheiten« erklärt,[18] greift zu kurz. Cholesterin in arteriosklerotischen Gefäßplaques bedeutet nicht unbedingt, dass Cholesterin deren Ursache ist.

Woran wir tatsächlich sterben

Eine probatere Strategie, um Maßnahmen zur Vorbeugung eines vorzeitigen Todes einzuleiten, ist es daher, Todesfälle nach den maßgeblichen lebensverkürzenden Einwirkungen einzuteilen. Dies lässt erkennen, welche Risiken vermieden werden können und welche unkalkulierbar sind. Heute sind die häufigsten Todesursachen in den Industrieländern:

- medizinische Behandlungen,
- Fehler in der Lebensführung,
- Umweltgifte und
- gewaltsame Todesfälle.

Um deren Häufigkeiten abschätzen zu können, muss man sich auf die wenigen verlässlichen Daten stützen, in denen wirkliche Todesursachen ermittelt wurden, und diese Daten auf die Gesamtbevölkerung hochrechnen (Abbildung 3). Diese Kalkulationen legen nahe, dass die meisten Todesfälle mit medizinischen Behandlungen in Zusammenhang stehen. Für Deutschland ist eine Größenordnung von circa 300 000 Todesfällen pro Jahr anzunehmen.[19] [20] [21] Auch wenn sich der Saldo durch lebensrettende Notfallbehandlungen bei Unfallopfern und bestimmten inneren

Erkrankungen verbessert, die medizinisch verursachten Todesfälle werden dadurch nicht weniger. Etwa 200 000 Todesfälle
jährlich sind auf den Missbrauch von Suchtgiften (Alkohol, Ta-
bak) zurückzuführen.[22] Eine ähnliche Größenordnung dürfte aus
der unfreiwilligen Aufnahme anderer Umweltgifte resultieren.[23]
Von den verbleibenden 300 000 Todesfällen entfällt mindestens
die Hälfte auf Bewegungsmangel sowie Fehl- und Überernährung.[24] Circa 50 000 Menschen versterben jedes Jahr gewaltsam
und mindestens 20 000 durch Infektionen, die nicht in Kliniken
entstehen.[25] In allen Bereichen sind die Dunkelziffern beträcht-
lich. Einen »natürlichen« Tod sterben jedenfalls die wenigsten
von uns, wenn man nicht nur – wie die Weltgesundheitsorganisation
(WHO) – Unfälle, Morde und Suizide als unnatürlich einstuft,
sondern auch das Ableben durch medizinische Behandlungen,
Umweltgifte und einen nicht artgerechten Lebensstil. Wie zu
Hufelands Zeiten bedrohen Zivilisationseinflüsse das Leben weit
mehr als die Natur.

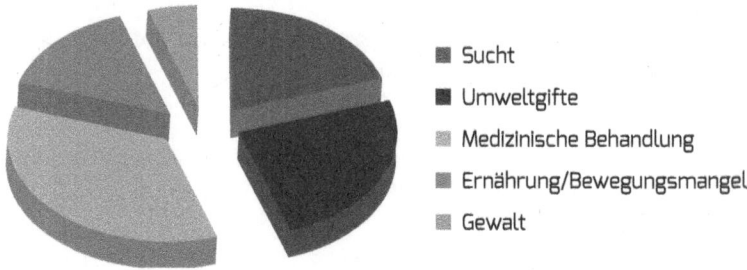

- ■ Sucht
- ■ Umweltgifte
- ▨ Medizinische Behandlung
- ▨ Ernährung/Bewegungsmangel
- ▨ Gewalt

Abbildung 3: Qualifizierte Schätzung der Häufigkeitsverteilung tatsächlicher
Todesursachen

Todesfälle durch medizinische Behandlungen

So hilfreich medizinische Maßnahmen in akuten Krankheitssitu-
ationen sein und so sehr sie dann das Leben erhalten können, so
gewiss ist, dass dies für die Behandlung der überwiegend chro-

nischen Krankheiten nicht gilt. Keine 10 Prozent der Therapien für diese Erkrankungen haben einen nachgewiesenen Nutzen.[26] Nur wenn Behandlungen ursächlich heilen oder lebensbedrohliche Symptome (zum Beispiel einen Asthmaanfall) beseitigen, verlängert Medizin das Leben. Eine Sterblichkeit von 2,5 Prozent innerhalb von 30 Tagen nach einer Operation bedeutet bei über acht Millionen Operationen in Narkose[27], dass jedes Jahr mindestens 200 000 Menschen an den Folgen der Eingriffe versterben![28] Mit zunehmendem Lebensalter steigt das Risiko überproportional. 90 Prozent der Todesfälle nach Operationen betreffen Senioren, obwohl nur 40 Prozent der Eingriffe in dieser Altersgruppe erfolgen.[29] Mindestens 30 000 Tote resultieren aus Infektionen, die in Kliniken entstehen.[30] Unerwünschte (Wechsel-) Wirkungen von Arzneimitteln sowie deren falsche Dosierung kosten 60 000 bis 70 000 Menschen das Leben.[31] Nicht weniger als ein Drittel der Todesfälle über 70-jähriger Menschen geht auf Medikamente zurück.[32] Selbst Hohepriester eines gesunden und langen Lebens wollen nicht zur Kenntnis nehmen, dass Medikamente das Leben mindestens so häufig verkürzen wie ein erhöhter Konsum von Alkohol.[33]

Todesfälle durch den Lebensstil

Die Gesundheitsgefährdung durch Suchtmittel steht außer Zweifel und muss hier nicht lange thematisiert werden. Ein übermäßiger Konsum alkoholischer Getränke verursacht circa 70 000 Todesfälle pro Jahr in Deutschland.[34] Zigaretten und andere Rauch erzeugende Produkte verkürzen das Leben von ungefähr 120 000 Menschen jährlich. Nicht enthalten sind in diesen Zahlen diejenigen, die durch einen Missbrauch frei verkäuflicher Medikamente versterben, obwohl hierzulande mindestens zwei Millionen Menschen medikamentenabhängig sind.[35] Mit mehr als 500 Millionen Packungen pro Jahr liegt der Konsum der rezeptfrei erworbenen Arzneimittel nur wenig unter dem der verordneten Medikamente.[36] Von den Todesfällen durch Medikamente sind vor allem bei Schmerzmitteln viele durch ein Suchtverhalten bedingt.[37] Da die Zahlen nur bis zu 65 Lebensjahren erhoben werden, ist die tatsächliche Häufigkeit infolge des mit dem Alter zunehmenden Medikamentenkonsums noch erheblich höher. Wie viele Menschen vornehmlich oder ausschließlich an einer Fehlernährung und einem Mangel an körperlicher Bewegung versterben, ist unklar. Diabetes mellitus Typ 2 als häufigste durch den Lebensstil bedingte Erkrankung kann jedoch als Referenz dienen. Diabetes wird zwar nur etwa 25 000 Mal pro Jahr als Todesursache registriert[38], aber die Schätzungen reichen bis zu 175 000 Fälle.[39] Zahlreiche Schlaganfälle und Herzinfarkte haben ihre wesentliche Ursache in einem langjährigen Diabetes. Allerdings resultiert das Ableben bei Diabetes auch aus dessen medikamentöser Behandlung: Komatöse Zustände sind fast immer Folge von Insulingaben und durch bestimmte Tabletten zur Zuckersenkung sind zahlreiche Herzinfarkte erst verursacht worden.[40] Trotzdem ist es realistisch anzunehmen, dass nicht weniger als ein Drittel der jährlichen Todesfälle Folge der Lebensweise ist, wenn man die Ursachen Suchtgifte, Diabetes und ein Drittel der medikamentösen Sterbefälle addiert.

Todesfälle durch Umweltgifte

Während sich Anti-Ager um oxidativen Stress, vermeintlichen Hormonmangel und andere Malaisen sorgen, sind physisch vorhandene Toxine bei uns weitgehend aus dem Fokus verschwunden. Mit zunehmender Deindustrialisierung und medial gefühltem Umweltschutz scheinen Umwelttoxine als Ursache von Krankheiten und vorzeitiger Alterung in den Industrieländern ein Problem der Vergangenheit zu sein. Spätestens aber die Skandale um den systematischen Abgasbetrug durch die Autohersteller oder um Fipronil in Eiern sollte jedem klargemacht haben: Umweltgifte bedrohen unsere Gesundheit täglich. Eine Abnahme der sichtbaren Vergiftung von Wasser und Luft in den letzten Jahrzehnten kann nicht über die Gefahren der unsichtbaren Gifte hinwegtäuschen. Nur ist die Aufmerksamkeit hierzulande gering. Während andernorts die Parkinson'sche Erkrankung längst als Berufskrankheit bei Landwirten anerkannt ist, leugnet man in Deutschland jedes Krankheitsrisiko bei »vorschriftsgemäßem« Gebrauch von Pestiziden.[41]

Wurde bis in das 19. Jahrhundert die Luft vorherrschend durch Feinstäube und Verbrennungsgase aus offenen Feuerstätten belastet, sind es heute zunehmend kleinere Partikel und Stickoxide aus Verbrennungsmotoren und Schloten von Kraftwerken zur thermischen »Verwertung« von Müll oder zur Stromproduktion aus Braunkohle. Die Ignoranz für die Gesundheitsschädigung ist in der Bevölkerung so verbreitet wie in der Frühzeit der Industrialisierung, als industrielle und häusliche Verbrennungsvorgänge einen Dauersmog verursachten. Jedes Jahr kommt es in Deutschland immer noch flächendeckend zu derartigen Zuständen, wenn sich durch das Silvesterfeuerwerk ein »Feiersmog« über dem Land ausbreitet. Die Freisetzung von etwa 5000 Tonnen Feinstaub durch Böller in wenigen Stunden entspricht einem Sechstel der automobilen Jahresbelastung![42] Die Grenzwerte werden dabei an den Messstationen um mehr als das zehnfache überschritten. An ein Verbot dieser Gesundheitsschädigung, die alle guten Wünsche zum Jahreswechsel im Grunde zunichtemacht, denkt kaum jemand. Hierzu passt auch, dass der Tabakkonsum in Deutschland im Vergleich zu den west- und nordeuropäischen Ländern sehr hoch ist[43], und in der Tabakkontrollskala bildet Deutschland zusammen mit Österreich das Schlusslicht.[44]

»Feinstaub« ist die beschönigende Bezeichnung für eine Vielzahl von teils soliden, teils liquiden Partikeln, heute vor allem ultrafeine Teilchen statt schwarzen Rußes.[45] Die Partikelbelastung der Atemluft erfolgt für Nichtraucher zunehmend durch die Verkehrsmittel (Autos, Züge, Schiffe). In den Städten gelten die an vielen Tagen überschrittenen

Grenzwerte ohnehin nur für größere Teilchen. Die ultrakleinen Partikel (< 2,5 μm) werden von den Messgeräten gar nicht hinreichend erfasst.[46] Die Schädlichkeit nimmt aber mit abnehmender Größe zu, da die Partikel dann direkt über die Lungenbläschen in die Blutbahn gelangen und alle Organe einschließlich des Gehirns erreichen können.[47] Feinstäube sind inzwischen als Hauptursache einer Entzündung arterieller Blutgefäße identifiziert worden.[48] Die daraus resultierende Arteriosklerose verursacht jährlich circa 70 000 Todesfälle in Deutschland.[49] Schlaganfälle und Herzinfarkte können dadurch auch ohne regelmäßige Feinstaubduschen von Zigarettenrauch auftreten. Partikelablagerung in Organen lösen möglicherweise weitere Erkrankungen aus (Tumore, Demenz).[50]

Das wahre Ausmaß der Luftverschmutzung wird jedoch gerne unterschätzt und vertuscht. 99 Prozent der Kommunen messen die Luftbelastung überhaupt nicht.[51] In ganz Deutschland gibt es für 11 092 Städte und Gemeinden gerade einmal 146 verkehrsnahe Messstationen für das Dieselabgasgift Stickstoffdioxid (NO2)[52], das allein für etwa 13 000 Todesfälle pro Jahr verantwortlich gemacht wird.[53] NO2 überschreitet an der Hälfte dieser Messpunkte den amtlichen Grenzwert.[54] An 89 Prozent weiterer Messorte wurden ebenfalls erhöhte NO2-Werte und bei über 10 Prozent sogar Überschreitungen des zulässigen Grenzwerts ermittelt.[55] Es handelt sich also nicht nur um eine Beeinträchtigung von Teilen der Großstadtbevölkerung, sondern um eine flächendeckende Gesundheitsbedrohung. Ein Drittel der vorzeitigen Sterbefälle infolge von Feinstaub (20 000 Tote), alle Sterbefälle durch Stickoxide (10 000) und alle geschätzten 100 Sterbefälle durch bodennahes Ozon werden auf Verkehrsemissionen zurückgeführt.[56] Die automobile Luftverschmutzung kostet täglich etwa 100 Menschen in Deutschland das Leben – zehnmal so viele Menschen, wie durch Verkehrsunfälle sterben. Eine etwa gleich hohe Zahl geht maßgeblich an Krankheiten zugrunde, die durch Gifte aus der Industrieproduktion, Kraftwerken und der Landwirtschaft verursacht werden.[57] Die Gesamtzahl der Todesfälle liegt in der Größenordnung der Opfer durch Alkoholmissbrauch.[58] Und dann wären da noch Gifte in Fließgewässern und dem Grundwasser. Nicht einmal 7 Prozent unserer Fließgewässer wird ein guter oder sehr guter Zustand bescheinigt.[59] Die Konzentrationen von Quecksilber und Kadmium, von Kohlenwasserstoffen und Tributylzinn-Verbindungen übertreffen vielfach selbst überhöhte Grenzwerte.[60] Zumindest in Norddeutschland wurden sogar antibiotikaresistente Erreger in beinahe der Hälfte der Proben nachgewiesen.[61] An mehr als jeder vierten Messstelle überschreitet Nitrat im Trinkwasser seit Jahren die Limits, sodass der Europäische Gerichtshof Deutschland rechtskräftig verurteilt hat.[62] Und dies ist nur *eine* giftige Substanz. Sogar Uran darf in einer Konzentration bis 10 µg/Liter enthalten sein, die den Grenzwert für die Zubereitung von Säuglingsnahrung um das fünfache überschreitet![63] Glyphosat und dessen noch toxischere Beistoffe[64] sind inzwischen überall verbreitet im Grundwasser.[65] Ein vorsorglicher Grenzwert gilt aber nur für Trinkwasser, für verarbeitete Produkte wie zum Beispiel Bier verzichtete man darauf![66] Die wenigsten Medikamente werden durch Kläranlagen aus dem Abwasser entfernt und immer mehr und zunehmend toxische Substanzen kommen dazu. Nicht nur weibliche Geschlechtshormone, sondern auch Schmerzmittel wie Ibuprofen, die in der Tiermast verbreiteten Antibiotika und die bei Krebserkrankungen schon alltäglichen Chemotherapeutika werden unverlangt mit dem Trinkwasser frei Haus geliefert.[67]

Die Existenz zahlreicher Umweltbehörden und Überwachungseinrichtungen in Deutschland sollte niemanden in Sicherheit wiegen. Gemessen werden Giftkonzentrationen nur stichprobenhaft und bei Überschreitungen verschwinden die Werte in den Akten, die bestenfalls auf Anfrage von Bundestagsfraktionen oder nach Gerichtsbeschlüssen geschwärzt herausgegeben werden.[68] Still und heimlich passt man ohnehin schon hohe Grenzwerte nach oben an, wenn Giftkonzentrationen Limits übertreffen. Bei Lebensmitteln wurden im Jahr 2014 die zulässigen

Höchstmengen für 1832 Toxine angehoben.[69] Und viele Mess-
werte sind systematisch falsch: Sie entstammen Messungen zu
Tageszeiten oder an Orten mit geringer Belastung, die für die
tatsächliche Exposition nicht repräsentativ sind. Alle Umwelt-
skandale belegen, dass sich Ministerien und Aufsichtsbehörden
als Handlanger der Verursacher und nicht als Anwälte der Bür-
ger verstehen. Gegen Deutschland laufen mehr EU-Vertragsver-
letzungsverfahren als gegen jedes andere Land.[70] Das Umwelt-
ministerium steht dabei auf Platz zwei: ganz oben Luft- und
Wasserverschmutzung sowie Verkehrslärm. Die WHO kalku-
liert, dass in Europa 25 Prozent der Todesfälle auf Umweltgifte
zurückgehen.[71] Auch wenn es Länder mit noch gravierenderen
Umweltvergiftungen gibt, sind die Industriestaaten bei der Luftverschmutzung ganz vorne mit dabei. Wiederkehrende Umwelt-
skandale der Auto- oder Agrarindustrie verpuffen jedoch konsequenzlos. Es gibt also triftige Gründe, sich vor Umweltgiften
mehr zu fürchten als vor freien Radikalen. Gerade weil die heutigen Toxine in Luft, Wasser und Nahrung mit den Sinnesorganen
selten wahrnehmbar sind.

Gewaltsame Todesfälle

Nach offizieller Lesart endet jedes 25. Leben in Deutschland gewaltsam.[72] Tatsächlich werden aber zahlreiche Morde und Suizide und sogar manche Unfallopfer in den Totenscheinen als
»natürlicher Tod« klassifiziert! Die Dunkelziffer gewaltsamer
Todesfälle liegt bei mindestens 50 Prozent.[73] Wahrscheinlich ist,
dass das Risiko doppelt so hoch ist! Wer möglichst lange leben
will, sollte bei aller berechtigten medizinischen Krankheitsangst
auch ein gewaltsames Ableben auf dem Radar haben.
    Im Vergleich mit den meisten anderen Ländern gilt Deutsch-
land als Land mit geringem Risiko für einen Unfalltod, obwohl
deutsche Autobahnen zu den wenigen Straßen weltweit ohne
fixes Tempolimit gehören.[74] In den meisten Ländern sterben mehr

Menschen im Straßenverkehr und am Arbeitsplatz einschließlich Arbeitsweg. Die Zahl der Verkehrstoten sinkt allerdings seit Jahren nur noch geringfügig. Immer mehr Schwerverletzte werden in Kliniken transportiert und sterben dort Tage, Wochen oder Monate später an den Folgen ihrer Verletzungen. Die Zahl der Unfälle mit Schwerverletzten steigt stetig.[75] Seit 1970 haben sich die Unfälle im Straßenverkehr verdoppelt: pro Tag fast 7000.[76] Bei 70 000 Schwerverletzten muss mit einer fünfstelligen Zahl an Invaliditäten gerechnet werden, die das Leben verkürzen. Der Unfalltod droht aber nicht nur im Verkehr (Abbildung 4). Von den etwa 25 000 Todesfällen durch Unfälle entfallen pro Jahr je 10 000 auf Haus und Freizeit abseits der Straßen.[77] Am Arbeitsplatz sterben jährlich nur etwa 500 Menschen und die gleiche Anzahl auf dem Weg von oder zum Arbeitsplatz. Von den tödlichen Unfällen abseits der Verkehrswege sind 40 Prozent Stürze mit einer Zunahme um fast die Hälfte in den letzten zehn Jahren.[78] Die Mehrzahl ohne Fremdeinwirkung.

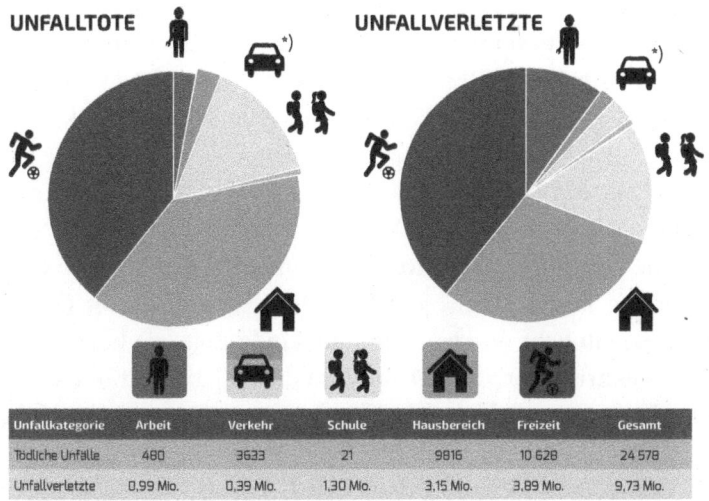

Unfallkategorie	Arbeit	Verkehr	Schule	Hausbereich	Freizeit	Gesamt
Tödliche Unfälle	480	3633	21	9816	10 628	24 578
Unfallverletzte	0,99 Mio.	0,39 Mio.	1,30 Mio.	3,15 Mio.	3,89 Mio.	9,73 Mio.

*) Die in der Kategorie Verkehr enthaltenen Anteile aus dem Arbeitsbereich – 478 tödliche Unfälle und 0,14 Mio. Unfallverletzte – sowie dem Schulbereich – 40 tödliche Unfälle und 0,06 Mio. Unfallverletzte – sind in dunkelgrau und hellgrau dargestellt.

Abbildung 4: Häufigkeiten von Tod und Verletzungen durch Unfälle
nach Robert-Koch-Institut, Statistiken der gesetzlichen Unfallversicherungsträger, 2015

Deutschland kann mit weniger als zehn gewaltsam getöteten Menschen pro Tag noch als Zivilgesellschaft gelten, in der das Risiko gering ist, ermordet zu werden. In den USA sterben dagegen fast 100 Menschen pro Tag durch Schusswaffen.[79] Dennoch sind Morde auch bei uns häufig genug, um sie ins Kalkül zu nehmen. Die Zahl registrierter Gewaltverbrechen stieg in Deutschland zuletzt auf 193 542.[80] In den letzten drei Jahren hat die Zahl der Gewaltopfer um ein Drittel zugenommen.[81] Mord, Totschlag und Tötung auf Verlangen sind die offizielle Todesursache von etwa 2500 Menschen pro Jahr.[82] Erfahrungen von Rechtsmedizinern belegen jedoch, dass viele Morde unentdeckt bleiben. Vorsichtige Schätzungen von 11 000 unerkannten gewaltsamen Todesfällen[83] bagatellisieren das wahre Ausmaß. Gemäß der Hochrechnung einer anonymen Umfrage unter Beschäftigten im Gesundheitswesen könnten allein in Kliniken, Alten- und Pflegeheimen pro Jahr bis zu 21 000 unentdeckte Morde erfolgen![84]

Offiziell nehmen sich jedes Jahr circa 10 000 Menschen selbst das Leben.[85] [86] Damit sterben in Deutschland deutlich mehr durch Suizide als durch Verkehrsunfälle, Mord und illegale Drogen zusammen. Männer begehen dabei dreimal häufiger Selbstmord als Frauen. Und das Risiko steigt überproportional mit dem Lebensalter. Auch hier ist die Dunkelziffer wieder hoch, denn noch vor einer Generation betrug die offizielle Zahl das Doppelte und es fehlt eine plausible Erklärung, warum sich heute weniger Menschen umbringen sollten. Suizide bedeuten immer eine soziale Stigmatisierung (früher: keine christliche Beerdigung!), sodass zahlreiche Fälle nicht erkannt oder verheimlicht werden – zu Hufelands Zeit wie heute. Wenn die Weimarer Herzogin Anna Amalia (1739–1807) nach einer Abfolge von Schicksalsschlägen plötzlich »ohne Anzeichen einer Krankheit«[87] verstarb und wenige Monate später auch ihre perspektivlose Hofdame, dann sind Suizide wahrscheinlicher als Herzinfarkte oder Lungenembolien. Auch heute gibt es Indizien, dass Selbstmorde wegen einer stark gesunkenen

Obduktionsfrequenz immer seltener entdeckt werden. Nicht wenige Unfälle, insbesondere Verkehrsunfälle (zum Beispiel Geisterfahrten, Unfälle ohne weitere Beteiligte), sind nicht durch Wetterumstände oder Verkehrsverhältnisse erklärbar. Die offiziellen Angaben dürften näher an der Zahl demonstrativer Selbstmorde als an der tatsächlichen Gesamtzahl liegen.

Worauf es heute ankommt

Eine Analyse der tatsächlich häufigsten Todesursachen lässt andere Strategien für ein längeres Leben ratsam erscheinen als die Einnahme von Cholesterin- und Blutdrucksenkern oder Blutverdünnern. Wenn die Mehrzahl bösartiger Tumore und tödlicher Durchblutungsstörungen auf die Lebensweise, Umweltgifte oder Medikamente zurückgeführt werden kann, kommt es primär auf Vermeidung an:

a. Vermeiden schädlicher medizinischer Behandlungen,
b. Vermeiden einer krankheitsdisponierenden Lebensweise,
c. Vermeiden einer unfallträchtigen Lebensweise und
d. Vermeiden von Umweltgiften.

Alterungsprozesse durch gentechnische Manipulationen oder Medikamente zu beeinflussen, kann nicht das Mittel der Wahl sein.

Allerdings stellte schon Hufeland fest, dass Vermeidungsstrategien zwar Krankheiten und Tod vorbeugen können, aber es unmöglich ist, sich allen Bedrohungen zu entziehen. Wer sich vom toxischen Cocktail des Tabakrauchs fernhält, wird zwar nur selten an einem Bronchialkarzinom oder einer arteriellen Verschlusskrankheit leiden; Frauen, die auf Hormonpräparate verzichten, senken ihr Risiko für Brustkrebs um 20 bis 30 Prozent[88], und wer sich viel körperlich bewegt sowie eine Überernährung mit industriellen Fertigprodukten vermeidet, kann sein Risiko für einen Typ-2-Diabetes vernachlässigen. Allerdings werden die genannten Krankheiten auch durch andere Einflüsse außerhalb unserer Kontrolle verursacht. Und natürlich mangelt es an gesünderen Aufenthaltsorten, an die man ausweichen könnte, um Risiken zu senken, ohne gleichzeitig neue Risiken einzugehen. Wer ans Mittelmeer umzieht, um Erkältungen zu vermeiden, muss ein höheres Risiko für eine Hepatitis und durch Gliederfüßler übertragene Infektionen einkalkulieren. Umsonst sind weder der Tod noch die Versuche, diesem von der Schippe zu springen.

Wenn man aber etwas nicht vermeiden kann, hilft nur eine höhere Widerstandskraft, um nicht zu erkranken. Und die kann nur auf der Lebensweise oder Substanzen beruhen, die uns gegen möglichst viele Malaisen immun machen. Prinzipiell sind vier Wege für ein längeres und gesünderes Leben denkbar, die *präventiv* und *kurativ* beschritten werden können:

1. Veränderungen im genetischen Code,
2. Veränderungen der Lebensweise:
   a. Ernährung,
   b. körperliche Aktivitäten,
   c. geistige Aktivitäten,
   d. psychische Befindlichkeiten,
3. Verwendung nicht lebensnotwendiger Zusatzstoffe:
   a. Medikamente,
   b. Nahrungsergänzungsmittel,
4. Veränderungen der Umwelt:
   a. Ortswechsel und bauliche Maßnahmen,
   b. Vorsorge gegen Naturkatastrophen,
   c. Prävention von Zivilisationskatastrophen.

Einflussnahmen auf den genetischen Code können in Experimenten für seltene Erbkrankheiten angedacht werden und besitzen derzeit zur Verlängerung des Lebens für Menschen keine Relevanz. Präventive Eingriffe verbieten sich ohnehin, da dies eine genetische Manipulation an Gesunden voraussetzt. Man kann sich also auf Ernährung und Lebensweise sowie den Gebrauch von Medizin konzentrieren. Empfehlungen für Lebensweise und Umwelt decken sich präventiv und kurativ. Im Gebrauch von Medizin muss man jedoch differenzieren:

1. Maßnahmen zur Prävention von Krankheiten und Alterung,
2. Behandlung todbringender Krankheiten und altersbedingter Funktionseinbußen.

Will man lange und gesund leben, muss man die eigene Lebensweise auf den Prüfstand stellen, Bedrohungen durch Gifte und Gewalteinwirkungen aus der Umwelt abschätzen und medizinischen Behandlungen mit kritischer Distanz begegnen. Etwa drei Viertel der Krankheiten und Todesfälle können den Lebensumständen einschließlich der Inanspruchnahme von Medizin zugeordnet werden (vgl. S. 42f.). Davon ist etwa die Hälfte individuell beeinflussbar. Der Lebensstil ist entscheidender als jeder Versuch, Krankheiten zu behandeln. Über die Zeiten unverändert gilt, dass »1 Unze Prävention« so viel wert ist wie »1 Pfund Behandlung« (Benjamin Franklin, 1706–1790, zugeschrieben).

Für eine Optimierung der Lebensweise sollte man sich immer im Klaren sein, dass wir den Homo sapiens und seine Verwandten noch nicht hinter uns gelassen haben. Der größte Teil unseres Erbgutes ist unverändert und unsere heutige Zivilisation im Vergleich zu den Zeiten des freien Lebens in der Natur kaum einen Wimpernschlag entfernt. Trotz der veränderten Bedingungen wird die Biologie des Menschen immer noch davon geprägt, was sich vor Tausenden von Jahren als vorteilhaft erwies. Unsere Anatomie und Physiologie sind für Ausdauerbelastungen über lange Distanzen ausgelegt.[89] Die Knorpelschichten unserer Gelenke werden nur bei Bewegung ausreichend über die Gelenkflüssigkeit ernährt. Ein kräftiger Muskelapparat war nicht nur eine Voraussetzung für den

Nahrungserwerb und die Selbstverteidigung, sondern ist ein Schutzfaktor bei Stürzen und ein Element der Stoffwechsel- und Blutdruckregulation. Viele Kilometer pro Tag in frischer Luft und ein immer wiederkehrender Hungermodus ob als Jäger und Sammler oder in sesshafter Existenz mit Ackerbau und Viehzucht haben ausgefeilte biochemische Strategien hervorgebracht, um einen Substanzverlust auch bei negativer Nahrungsbilanz zu verhindern. In unseren Zeiten des Nahrungsüberflusses ist es daher notwendig, die Nahrungsaufnahme zu begrenzen, um Übergewicht zu verhindern und in ausreichend langen Nahrungskarenzen Hungerstoffwechsel zu ermöglichen.[90] [91] Fasten greift am sogenannten mTOR-Mechanismus der nährstofferkennenden Signalwege an und kann Alterung sowie Lebensdauer positiv beeinflussen.[92]

Im Vergleich zu diesen Fakten sind »Durchbrüche« der medizinischen Forschung, alternativmedizinische Wundersubstanzen, Hochdosisgaben natürlicher Stoffe und jedes »Superfood« Trugbilder. Nur mit einer Erhöhung der körperlichen Beanspruchung, einer gesunden Ernährung mit einer geringeren Energieausbeute und weniger Giften sowie einem häufigeren Verzicht auf Medizin können wir unsere Gesundheit verbessern und lange leben (Tabelle 2). Spätestens vor der Ziellinie haben medizinische Behandlungen einen immer größeren Einfluss auf die verbleibende Lebensdauer, wenngleich selten einen guten. 40 Prozent der Lebenszeitkosten für Medizin fallen im letzten Lebensjahr an,[93] das dennoch das letzte Jahr bleibt. Oft verbessert sich nicht einmal die Lebensqualität.[94] Wer den oft kontraproduktiven Stellenwert der Medizin in der letzten Lebensphase ignoriert, hat sicher keine »Methusalem-Formel« anzubieten. Die Dauer des Lebens wird nicht nur durch richtige oder falsche Entscheidungen in der Jugend, sondern auch auf den letzten Metern entschieden.

Konstitution

- Ungünstige genetische Voraussetzungen
- Unnatürliche Geburt
- Überprotektive Kindheit und Jugend

Lebensführung und Umstände

- Überernährung
- Fehlernährung
- Bewegungsmangel
- Schlafmangel
- Innere Unruhe
- Mangelndes Risikobewusstsein
- Fehlende Lebensperspektive
- Soziale Isolation
- Wohnorte mit Lärm, Luft- und Wasserverschmutzung
- Häufige und lange Verkehrsteilnahmen
- Suchtmittel
- Schadstoffbelastete Nahrungsmittel
- Industriell verarbeitete Fertigprodukte
- Ungünstiges Schicksal

Gebrauch von Medizin

- unnötige Einnahme von Medikamenten
- unnötige Operationen

Tabelle 2: 19 heutige »Verkürzungsmittel des Lebens«

Strategien, um zu verhindern, Ihr Leben zu verkürzen

Lebensführung

Ernährung

Wer heute in die Regale und Internetportale der Buchhändler blickt, erkennt, dass der Ernährung ein großer Stellenwert für ein langes und gesundes Leben eingeräumt wird: Unter den Rubriken »Medizin« und »Gesundheit« finden sich fast ausschließlich Bücher über Essen und Diäten. Die Botschaften werden dabei immer widersprüchlicher und die Halbwertszeiten der Empfehlungen kürzer. Käse-Esser, Scharf-Esser oder Nuss-Esser sollen angeblich länger leben. Rotes Fleisch sei wegen des hohen Anteils von Eisen im Blutfarbstoff, der freie Radikale begünstigt, krebserregend und weißes Fleisch gesund. Frühstücken sei genauso schädlich wie Rauchen. Der Konsum von Fischöl könne Rheumatiker heilen. Ungeschältes Obst und Gemüse würde durch bestimmte Lektine (Stoffe, die Pflanzen vor Fressfeinden schützen) unseren Körper schädigen und bei hoher Zufuhr diverse Autoimmunerkrankungen wie Diabetes mellitus, Arthritis, Morbus Crohn oder Schilddrüsenerkrankungen auslösen. Gleichzeitig wird aber auch der durch Neuzüchtungen zunehmende Mangel an Bitterstoffen, die vor allem in den

Schalen von Obst und Gemüsen vorhanden sind, für Krankheiten verantwortlich gemacht. Keine These ist zu schräg, um nicht ihren Weg zwischen zwei Buchdeckel zu finden. Es besteht jedoch kein Grund, sich von jährlichen biochemischen Enthüllungen über unsere Körpervorgänge verrückt machen zu lassen und jeweils die Lebensweise anzupassen. Wollen Sie wirklich Ihr Schicksal von Erkenntnissen abhängig machen, die wenige Jahre später relativiert oder aufgehoben werden? Wer einseitig auf antioxidierende Substanzen und andere sekundäre Pflanzenstoffe setzt, erleidet ebenso Schiffbruch wie jemand, der versucht, Lektine, Komplexbildner oder Röststoffe aus seiner Nahrung zu verbannen. Wir essen nun einmal keine Flavonoide, Phytinsäuren oder Omega-3-Fettsäuren, sondern gebratenes Fleisch, Äpfel oder Karotten. In jedem Naturprodukt finden wir sorten- und zubereitungsabhängig sowohl verpönte als auch gepriesene Substanzen vor. Als gesundes Superfood eingestufte Nüsse enthalten zum Beispiel unabhängig von möglichen Umweltgiften hohe Anteile von Phytinsäure, die unverdaulich und in größerer Menge sogar toxisch ist. Die menschliche Ernährung ist mit dem Übergang von der Eigenproduktion zu industriellen Fertigprodukten zum Kriegsgebiet konkurrierender Industrielobbys verkommen. Aber Nahrungsmittel sind nicht »gut« oder »böse«.

Hufeland kritisierte zu seiner Zeit bereits Ernährungsdogmen: »Der Begriff der guten Diät ist etwas relativ; wir sehen, daß gerade die Menschen die ältesten wurden, die gewiß keine ausgesuchte ängstliche Diät hielten, aber die sparsam lebten, und es ist eben ein Vorzug der menschlichen Natur, dass sie alle, auch die heterogensten, Nahrungsmittel verarbeiten [...] kann. [...] Ein Mensch, der natürlich, mehr im Freyen und in Bewegung lebt, braucht sehr wenig Diätregeln. Unsre künstliche Diät wird erst durch unser künstliches Leben nothwendig.«[1] Eine regionale und saisonale Küche verträgt sich in keiner Weise mit fixen Vorgaben. Die professionellsten Esser auf unserem Planeten – wild lebende Tiere – lesen keine Studien. Wer nur die biochemischen Bruchstücke seiner Nahrung, die

die Wissenschaft zu verstehen glaubt, auf seinem Teller sieht, hat schon die Kontrolle über sein Essen verloren.

Aussagekräftige Untersuchungen zu Auswirkungen unterschiedlicher Nahrung sind ohnehin schwierig. Um gesicherte und verlässliche Ergebnisse zu erhalten, müssen andere materielle und psychologische Einflüsse ausgeschlossen werden. Aber wie stellt man eine zufällige Verteilung auf zwei Gruppen mit unterschiedlicher Ernährung sicher, ohne dass es den Teilnehmern bewusst ist, welcher Gruppe sie zugeordnet sind? Welches Nahrungsplacebo ist glaubhaft? Vergleichsgruppen unterscheiden sich außerdem meist nicht nur hinsichtlich *eines* untersuchten Merkmals: Wer pflanzenbasierte mit tierischer Nahrung vergleicht, müsste auch eine gleichwertige Kalorienzufuhr und Produktqualitäten ohne Belastung mit Fremdsubstanzen sichergestellt haben. Doch wie viele Studien berücksichtigen, ob Fleisch und Gemüse aus artgerechter oder agroindustrieller Produktion stammen? Wer differenziert zwischen traditionellen und modernen Züchtungen?

Ohne Einbeziehung von Umweltgiften, gentechnischen Manipulationen sowie Zusatzstoffen für Verarbeitung und Haltbarmachung sind irreführende Ergebnisse jedoch unvermeidlich. Und bei vielen Fragestellungen sind lange Beobachtungszeiträume erforderlich, die es zweifelhaft machen, ob Diäten konsequent eingehalten wurden. Daher liefern die wenigsten Studien verwertbare Ergebnisse und dann oft nur Korrelationen, die keine Kausalitäten darstellen. Ein höherer Kaffeekonsum galt jahrzehntelang als gefäßschädigend, nur weil man ignorierte, dass Kaffeetrinker meist gleichzeitig auch Raucher waren.[2] Zahlreiche Studien, die Vorteile für bestimmte Diäten gefunden haben wollen, belegen lediglich, dass eine Überernährung die Gesundheit bedroht.

Ein erhöhtes Krebsrisiko durch rotes Fleisch lässt sich schon allein auf die Massentierhaltung mit Antibiotika, artfremder Fütterung mit genmanipuliertem und pestizidhaltigem Kraftfutter sowie der Verarbeitung mit Nitriten/Nitraten zurückführen.[3][4]

Denn Antibiotika und Pestizide verändern das Mikrobiom im Darm nachteilig. Jedenfalls weisen Mikrobiome von Fleischessern gegenüber denen von Vegetariern und Veganern eine geringere Biodiversivität und veränderte Fermentationsprodukte auf.[5] Warum wird wegen erschreckender Haltungs- und Schlachtungsbedingungen von Geflügel nicht vor weißem Fleisch gewarnt? Warum werden Meeresfische trotz hoher Schwermetallbelastungen empfohlen? Für einen fairen Vergleich von Lebensmitteln müsste man schon den Verzehr gesunder Pflanzen und gesunder Tiere heranziehen. Mindestens jedes vierte tierische Produkt stammt heute allerdings von einem kranken Tier.[6] Nur Speisen aus gesunden Pflanzen und Tieren können aber das Erkrankungsrisiko senken. Das wussten schon die Germanen, die lebenskräftige Exemplare von Pflanzen und Tieren schätzten, weil sie wohl nicht zu Unrecht glaubten, dass die Lebenskraft auf die Konsumenten übergeht.

Menschen haben ihr erfolgreiches Bestehen in der Evolution ihrem breiten Nahrungsspektrum einschließlich tierischer Produkte zu verdanken. Biologisch gesehen sind Menschen »Allesfresser« (omnivore Lebewesen) und können sowohl mit pflanzlicher als auch tierischer Kost leben. Eine einseitige Ernährung, die allen Diätempfehlungen eigen ist, macht ohne Sachzwänge (also etwa Verfügbarkeit oder wirkliche Unverträglichkeiten) nie Sinn, weil bestimmte Substanzen fehlen oder unterrepräsentiert sind. Es kommt bei allen Speisen auf eine möglichst naturbelassene und giftarme Qualität der Rohstoffe und deren schonende Verarbeitung an. Bekommen Sie gute Lebensmittel von Tieren, dann lassen Sie sich deren Verzehr nicht ausreden. Fleisch und Milchprodukte sind nicht durch »oxidierende« Eigenschaften oder vermeintlich unverträgliche Inhaltsstoffe wie Laktose gesundheitsgefährdend. Sie sollten allerdings auf tellergroße Portionen pro Mahlzeit verzichten und besser die halbe Menge mit reichlich Salaten und/oder Gemüsen verzehren. Nitrate und Nitrite nimmt man zwar auch mit Pflanzen auf, aber die Umwandlung in krebserregende Nitrosamine wird durch die im Fleisch befindlichen Amine und Amide befördert, während Gemüse dies durch Antioxidantien verhindert.[7] Pflanzen besitzen neben einer breiten Palette biologisch wichtiger Substanzen den Vorteil eines geringeren Schadstoffrisikos, da sie auf der untersten Stufe der Nahrungskette stehen (Abbildung 5). Andere Omnivoren (Schweine, Bären) ernähren sich vielleicht auch deswegen überwiegend pflanzenbasiert. Gerade heute ist dies bei vielen Umweltgiften ein wesentlicher Ernährungsvorteil. Aufgrund der Belastung mit Fäkalkeimen und der Verderblichkeit beinhaltete tierische Nahrung schon immer höhere Risiken für die Gesundheit als Pflanzen. Hufeland kam wohl deswegen zu einer günstigen Einschätzung für pflanzliche Nahrung:»Die Beyspiele des höchsten Alters sind von solchen Menschen, die von Jugend auf mehr Pflanzenkost genossen, ja oft ihr ganzes Leben hindurch kein Fleisch gekostet hatten.«[8] Studien ermitteln heute beim Verzicht auf Fleisch bis zu vier Jahre höhere Lebenserwartungen und eine um 25 Prozent verminderte Sterblichkeit.[9] [10] [11]

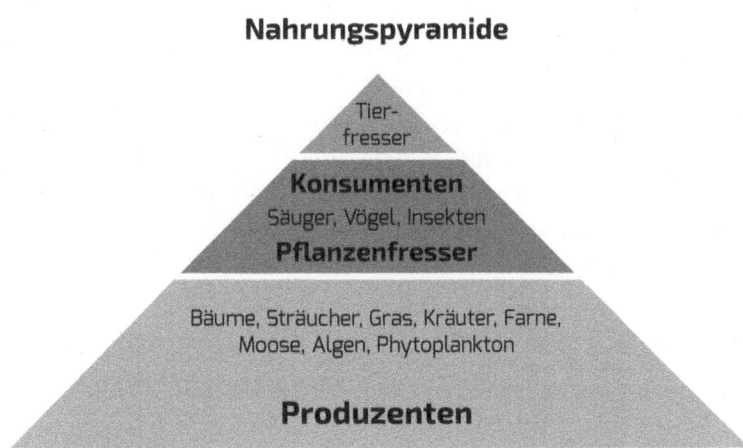

Nahrungspyramide

Tier-
fresser

Konsumenten
Säuger, Vögel, Insekten
Pflanzenfresser

Bäume, Sträucher, Gras, Kräuter, Farne,
Moose, Algen, Phytoplankton

Produzenten

Abbildung 5: Nahrungspyramide gemäß Nahrungskette

Überlebensvorteile einer tierisch betonten Ernährung sind nicht belegt. Angeblich hohe Lebensalter der Massai und Inuit mit überwiegendem Fleisch- beziehungsweise Fischkonsum sind inzwischen als Fake News enttarnt.[12] Pflanzen sind vorteilhafter, weil sie

- in der untersten Stufe der Nahrungskette stehen (geringer Fettanteil als Speicher für lipophile Gifte, kürzere Lebensdauer),
- keine Antibiotika zugesetzt bekommen,
- pro Portionsgröße einen geringeren Nährwert haben,[13]
- etwa 10 Prozent mehr Energie als tierische Nahrung beim Verzehr benötigen,
- meist unter weniger schlechten Bedingungen verbraucherfertig gemacht werden,
- ein geringeres Infektionsrisiko im verdorbenen Zustand und
- meist geringere industrielle Verarbeitungsgrade aufweisen.

Und was essen denn langlebige Menschen? Es sind nicht nur Vegetarier, Antialkoholiker und Nichtraucher, die alt werden.[14] Die sehr alten Menschen im Mittelmeergebiet verzehren außer Olivenöl und Tomaten auch Fleisch und Kartoffeln, in Abchasien reichlich Milchprodukte, in der Lausitz Leinöl und dort, wo man alles kann außer Hochdeutsch, auch Knöpfle und Spätzle. Salzfreie Gemüserohkost ist also keine Versicherung für ein langes und vor allem zufriedenes Leben. Hohe Lebensalter werden mit ganz unterschiedlicher Ernährung erreicht. Die Gemeinsamkeiten in verschiedenen Bevölkerungen liegen woanders:

- geringe Essmengen,
- regionale Küche mit Zutaten aus eigener Produktion[15],
- wenige industriell hergestellte Lebensmittel,
- wenige tierische Produkte und
- kaum Zucker.[16]

Entscheidend für Verträglichkeit und Gesundheitsnutzen unserer Ernährung ist nicht nur, *was* wir im Einzelnen zu uns nehmen, sondern *wie* und *wann* wir in *welcher Qualität, Menge* und *Zubereitung* essen. Mindestens ein Viertel unserer Erkrankungen kann durch Ernährung und Bewegung vermieden werden.

Warum Vielfalt beim Essen wichtiger ist als das, was man isst

An der Börse ist es ratsam, nicht alle Eier in einen Korb zu legen. Was sich für Vermögensanlagen bewährt, ist für die Ernährung ebenfalls vorteilhaft. Man lebt nicht länger, wenn man bestimmte Lebensmittel ohne Schadstoffbelastung aus seinem Nahrungsspektrum verbannt. Diese lebensweltliche Erkenntnis ist seit einiger Zeit wieder unter dem Schlagwort »intuitive Ernährung« salonfähig.[17] Voraussetzung ist aber, noch über die Intuition zu verfügen, dass Sahne, Öle und Butter genauso in die Nahrung gehören wie Salate, Gemüse und Nüsse. Jede Abkehr vom Appetit auf bestimmte Nahrungsmittel und der Blick auf das tägliche Damoklesschwert von Essvorgaben nimmt die Lust am Essen und beeinträchtigt die Lebensfreude. Und die gehört schließlich dazu, wenn Essen gesundheitsfördernd sein soll. Verbote und Regeln lösen ohnehin Gegenreaktionen aus. Vergessen Sie daher alle Diäten! Ob Low-Fat, Low-Carb, Proteinzusätze oder Nahrungsergänzungen – nichts hat einen erwiesenen Gesundheitsnutzen gegenüber einer qualitativ hochwertigen Mischkost. Ein Nahrungsmix senkt außerdem das Risiko für Toxine: Je geringer die Mengen einzelner Bestandteile, desto weniger Gift nehmen wir auf, wenn Belastungen vorliegen (vgl. S. 90ff.).

Einseitigkeiten verstoßen auch gegen das Prinzip der Hormesis, das besagt, dass schädliche Einflüsse in geringen Ausmaßen nützlich sind, da sie körpereigene Abwehr- und Entgiftungsreaktionen stimulieren. Nicht jede Substanz mit eher ungünstigen Eigenschaften ist also ein Schaden für den Körper. Ein klassisches Beispiel hierfür ist das tödliche Gift Arsen. In

niederschwelliger Dosierung wurde es jahrhundertelang als
Anti-Aging-Substanz und Doping vor allem von Ross- und
Holzknechten im Alpenbereich für Mensch und Tier genutzt.[18]
Allerdings war das Risiko des plötzlichen Ablebens bei einer
Dosissteigerung immer mit an Bord und das oft jugendlich
blühende Erscheinungsbild der Arsenik-Konsumenten führte
nicht zu einem langen Leben.[19] Mit der Entscheidung für eine
möglichst vielfältige Mischkost betreibt man ganz nebenbei
Vorsorge, falls die Hormesis wirksam ist.

Warum es wichtiger ist, wie man isst als was man isst

Die Art und Weise der Nahrungsaufnahme sind in der Ernährungswissenschaft zugunsten der Nahrungsbestandteile in den
Hintergrund gedrängt worden. Zubereitungsart, Essgeschwin-
digkeit, die Gründlichkeit des Kauens, eine Beeinflussung des
Magenmilieus durch Medikamente (zum Beispiel Säurehemmer,
Antibiotika, desinfizierende Mundspülungen) und das Verhalten
nach der Nahrungsaufnahme spielen jedoch eine wichtige Rolle für die Bekömmlichkeit. Gewürze und die generell weichere
Konsistenz gekochter Nahrung erleichtern das spätere Aufschlie-
ßen im Körper. Vitalstoffe werden dagegen abhängig von Dauer
und Intensität des Kochens teilweise denaturiert. Empfehlungen
für Nahrungsmittel sollten eigentlich auch immer deren Verarbeitung beinhalten. Oft bleibt bei bestimmten Zubereitungsfor-
men vom theoretischen Nutzen nämlich nichts mehr übrig.

Wichtig ist, sich für die Nahrungsaufnahme Zeit zu nehmen und
nicht nebenbei, während der Arbeit oder gar im Gehen zu essen. Essen »to go« wäre für Hufeland eine Kardinalsünde gewesen.[20] Sein
Grundsatz »Wer alt werden will, der esse langsam«[21] ist aktuell
wie damals: »Fast food, short life.«[22] Nahrungsaufnahme braucht
den ganzen Menschen und sollte nicht durch andere körperliche
Aktivitäten gestört werden. Beiläufiges Essen verführt zu einer
schnelleren Nahrungsaufnahme ohne Essenspausen, in denen
sich Sättigungsgefühle einstellen können, sodass leicht mehr als

nötig gegessen wird. Zu Hufelands Zeit saß man gerne in »froher Gesellschaft« bei Tisch. Er empfahl, Flüssigkeit beim Essen am besten als Suppe einzunehmen. Erst eine Stunde später sollte man trinken. Trotz der damals oft zweifelhaften hygienischen Qualität riet er zu Wasser.

Langsames Essen verhindert nicht nur Übergewicht, sondern gewährleistet zudem eine gründliche Zerkleinerung der Nahrung für eine bekömmliche Verdauung.[23] Die bessere Verdaulichkeit weniger verarbeiteter Nahrung war damals schon bekannt: »Die Natur hat nicht ohne Ursache die Einrichtung gemacht hat, dass die Speisen in etwas gröberer Gestalt genossen werden müssen. Der Nutzen dieser Einrichtung ist, dass sie erst beym Kauen macerirt und mit Speichel vermischt [...] und länger im Magen aufgehalten werden.«[24] Heute gibt es wieder den Merksatz »Hart rein, weich raus«. Daher hat die Zahnerhaltung für ein langes Leben hohe Priorität. Zu Hufelands Zeiten war es ohne Zähne mit dem gründlichen Kauen vorbei. Fleisch und Zucker hatte er bereits als zahnschädlich erkannt. Hufeland haderte mit der Zubereitung, wenn die kochtechnische Verfeinerung der Nahrung in der Oberschicht Priorität genoss: »Je zusammengesezter eine Speise ist, desto schwehrer ist sie zu verdauen.«[25] Und seine Bedenken zielten sogar konkret auf die in der heutigen Gourmetküche zelebrierten Soßenreduktionen: »Noch ein Haupttriumpf der neuern Kochkunst ist die Kunst, Nahrungssaft in der concentrirtesten Gestalt in den Körper zu bringen.«[26]

Ohne unser heutiges Wissen über die Biochemie der Verdauung und das Mikrobiom war ihm klar, dass die Zersetzung der verzehrten Lebensmittel für Bekömmlichkeit und Gesundheit entscheidend ist: »Nicht das, was wir essen, sondern das, was wir verdauen, kommt uns zu Gute und gereicht uns zur Nahrung.«[27] Wissenschaftlich ist bestätigt, dass das, was wir in den Körper aufnehmen, nicht *das* ist, was wir essen, sondern *das*, was Mikroorganismen daraus machen. Desinfizierende Mundspülungen verbessern vielleicht den Mundgeruch, schaden aber der Nahrungsverwertung.

Warum es wichtiger ist, wie viel man isst, als was man isst

Zwar ist die Beziehung zwischen Übergewicht und einer Verkürzung des Lebens nicht linear, aber Übergewicht senkt durchaus die Lebenserwartung.[28] [29] Bereits die hippokratische Schriftensammlung wusste:»Wohlbeleibte Leute sterben eher eines schnellen Todes als magere.« Zahlreiche Erkrankungen sind bei Übergewicht häufiger oder lassen sich durch Abnehmen bessern beziehungsweise beseitigen. Das gilt nicht nur für den »schnellen« Herz-Kreislauf-Tod. Die landläufige Überernährung regelt die Signalwege hoch, die das Krebsrisiko steigern.[30] Hohe Insulinspiegel bei Aufnahme von Zuckern und die verminderte körperliche Aktivität bei Übergewicht befeuern das Krebsrisiko weiter.[31] [32] Übergewicht kann auch chronische Entzündungen bedingen. Allerdings droht eine kürzere Lebensdauer erst bei einem BMI (Body-Mass-Index) über 30.[33]

Im Überfluss der Industrieländer sind jedoch nicht nur Übergewichtige überernährt – wir sind es fast alle. Sie erkennen das daran, dass Sie nicht abnehmen, wenn Sie weniger essen. Sie müssen schon *viel* weniger essen. Bei einem Körpergewicht von 80 Kilogramm beherbergen Männer altersabhängig 10 bis 15 Kilogramm Fettgewebe und Frauen sogar 20 bis 25 Kilogramm[34], von dem der größere Teil nicht benötigt wird. Da wir bei einer kalorienreduzierten Ernährung mehr Nährstoffe extrahieren und der Energieverbrauch sinkt, muss die Kalorienaufnahme stetig nachjustiert werden, um abzunehmen.[35] Mit dem Verlust an Muskelmasse ab etwa dem 30. Lebensjahr nimmt der Energieverbrauch ohnehin ab, sodass wir unsere Kalorienaufnahme reduzieren müssen, um kein Übergewicht aufzubauen. Pflanzliche Kost kann bei Nahrungsüberfluss Übergewicht vorbeugen, weil man pro Portion weniger Kalorien aufnimmt.[36] [37] Das Defizit muss mindestens 500 kcal/Tag betragen, um Gewicht zu verlieren.[38] Eine sofortige Kalorienreduktion um ein Drittel kompensieren die meisten von uns ohne Substanzverlust. Unser Körper würde es uns danken. Notzeiten waren hierfür immer unfreiwillige »Testfelder«. Für Hufeland war Mäßigkeit im Essen und Trinken eine Grundvoraussetzung für ein gesundes Leben: »So viel ist gewiß, daß es nicht sowohl auf die Qualität aber gar sehr auf die Quantität der Nahrungsmittel ankommt, wenn wir auf Verlängerung des Lebens sehen.«[39] Neben der Prävention gegen Übergewicht ist eine Kalorienbegrenzung von Vorteil, wenn die Nahrung mit Umweltgiften belastet ist. Dies gilt nicht nur für das Risiko akuter tödlicher Vergiftungen, wenn also zum Beispiel bei einer Mahlzeit giftiger Pilze diejenigen häufiger überleben, die weniger gegessen haben, sondern auch für die Akkumulation chronisch wirkender Gifte (vgl. S. 90ff.).

Um eine Überernährung zu vermeiden, sollte man nicht aus Gewohnheit zu bestimmten Tageszeiten essen, sondern nur bei Hunger, aber nicht bei jedem Hungergefühl und nie bis zu dessen völligem Verschwinden. Die in unserem Kulturkreis üblichen drei Mahlzeiten pro Tag haben keine Begründung in der Physiologie unseres Körpers. Hufelands Empfehlung, mit dem Essen aufzuhören, »wenn man noch etwas essen könnte«[40], ist die Grundlage, um den dosierten Hunger als essenziellen Bestandteil des Lebens zu akzeptieren. Die Alten von Okinawa leben dieses Prinzip und nennen es »hara hachi bu« (»8 von 10«). Sie essen nur so viel, bis sie sich zu 80 Prozent gesättigt fühlen. Nach einer Essenspause verschwindet in der Regel das Hungergefühl und dadurch isst man insgesamt weniger. Wer abnehmen will, muss lernen, Hunger nicht als unangenehm zu empfinden und nicht umgehend zu essen. Hunger ist auch eine Vorfreude – und die kann angenehmer sein als die Bedürfnisbefriedigung ... In der Generation unserer Eltern gab es die Empfehlung »FdH, friss die Hälfte«, die auch heute noch funktioniert. Kalorienbeschränkung ist alles andere als eine Erkenntnis unserer Zeit – schon die hippokratische

Schriftensammlung hatte sie für ein gesundes Leben im Programm.

Warum es wichtiger ist, wie lange man nicht isst, als was man isst

So wenig Diäten die Gesundheit verbessern, so klar ist der Gesundheitsnutzen längerer Essenspausen selbst ohne Kalorienreduktion.[41] Seit der Antike ist die Empfehlung von Nahrungskarenz bei Krankheit überliefert. Wahrscheinlich stammt diese Verhaltensweise aus der Frühzeit des Menschen, da sie bei Wildtieren für eine Rekonvaleszenz zum Instinkt gehört. Da wiederkehrende Perioden ohne Nahrung häufig waren, konnten sich nur die steinzeitlichen Vorfahren, die längere Hungerperioden überstanden, fortpflanzen. Wir sind also Nachfahren von »Hungerleidern« und sollten dies bei unserer Lebensführung berücksichtigen. Die Signalwege im Körper unterscheiden sich grundsätzlich, wenn wir mit kurzen Pausen immer wieder Nahrung aufnehmen oder die Nahrungszufuhr längere Zeit unterbrechen. Wie bei Nahrungsüberfluss die Signalwege das Speichern von Nährstoffen ankurbeln, greift der Körper in längeren Perioden der Nahrungskarenz auf interne Speicher zurück und »entmüllt« die Zellen durch Mechanismen wie Autophagie.[42] [43] Es dauert jedoch circa 24 Stunden, bis unsere Zuckerreserven aufgebraucht sind. Erst dann baut der Körper Fett ab und produziert Ketonkörper aus Fettsäuren als Zuckerersatz.[44] Menschen brauchen keine Stärke oder Zucker als »Brennstoff« für den Energiestoffwechsel. Ketonkörper tun es auch. Mit dem Abbau von Speicherfett sinkt der Insulinspiegel im Blut,[45] das Wachstumshormon steigt und ermöglicht einen Muskelaufbau,[46] Zellen reparieren sich vermehrt und verändern ihre Genaktivität.

Ausreichend lange Nahrungskarenzen sind daher günstig für unseren Stoffwechsel.[47] Wir erinnern uns: Hufeland hielt Nahrungskarenz für eine Erstmaßnahme bei Krankheit. Sicherlich auch, weil damals nicht wenige Erkrankungen durch verdorbene oder giftbelastete Lebensmittel verursacht wurden. Eine täglich mindestens 14- bis 16-stündige Nahrungskarenz fördert die Gesundheit.[48] Allerdings sollte man sich von diesem »Intervallfasten« nicht zwingend eine Gewichtsabnahme erwarten. Aber es reicht, um nicht zuzunehmen. Der Zeitraum ist leicht zu realisieren, wenn man vier Stunden vor dem Schlafengehen die letzte Mahlzeit einnimmt und nach einer durchschnittlichen Nachtruhe von acht Stunden nicht sofort frühstückt. Noch effektiver ist es, mehrere Tage auf Nahrung zu verzichten. Bei Infektions-, Krebserkrankungen, Rheuma und sogar psychischen Erkrankungen sind Besserungen durch Nahrungskarenzen dokumentiert.[49] [50] [51] [52]

Historisch gewachsene Evidenz gibt es vor allem für einen Essensverzicht in den letzten Stunden vor der Nachtruhe, um die Regeneration nicht zu belasten. Aber auch wissenschaftliche Studien belegen die Bedeutung der Zeit der Nahrungsaufnahme für Gesundheit und Lebensdauer: Wer regelmäßig weniger als zwei Stunden vor dem Schlafengehen isst, erhöht sein Risiko für Brust- und Prostatakrebs um 20 Prozent.[53] Der Magen-Darm-Trakt ist nicht nur ein Schlauchsystem zur Nahrungsverarbeitung, sondern übt auch immunologische Funktionen aus, die von längeren Nahrungspausen profitieren. Um Nahrungskarenzen einzuhalten, muss man Heißhungerattacken vorbeugen. Heißhunger entsteht durch kurzzeitige Insulinspitzen nach der Aufnahme von schnell resorbierbaren Zuckern und bedingt weitere unnötige Nahrungszufuhr. Die schnelle Anflutung von Nährstoffen im Blut ist typisch für ultraverarbeitete[54], industriell hergestellte Nahrung. Alle natürlicheren Zubereitungen mit Verwendung des vollen Korns sowie Obst und Gemüse oder auch Fette werden weiter unten im Dünndarm resorbiert und verhindern Heißhunger effektiv.

Warum es wichtiger ist, welche Nahrungsmittel man isst als welchen Mix von Kohlenhydraten, Proteinen und Fetten

Seit Jahrzehnten regiert das Dogma der Lebensmittelzusammensetzung aus Proteinen, Kohlenhydraten und Fetten. Diese fehlgeleitete Fixierung auf die Energieträger der Nahrung resultiert noch aus der Zeit, als man glaubte, dass die Energiefreisetzung der Bestandteile bei einer Verbrennung in einer Petrischale (!) etwas über den tatsächlichen Nährwert dieser Lebensmittel besagen würde. Unser Körper ist jedoch kein Ofen und verbrennt nichts. Der »Brennwert« entspricht nicht dem tatsächlichen Nährwert. Proteine liefern weniger Energie als der gemessene »Brennwert«. Und Kohlenhydrate sind nicht gleich Kohlenhydrate: Kartoffeln als Gemüse mit einem hohen Stärkegehalt liefern Kohlenhydrate in einem natürlicheren Verbund als Nudeln, die immer verarbeitete Lebensmittel sind. 1 kcal in Kartoffelchips entspricht genauso wenig 1 kcal in Form von Pellkartoffeln, wie 1 kcal Zucker mit 1 kcal Stärke gleichzusetzen ist.[55] Es hängt von den Lebensmitteln und deren Verarbeitung ab, wie viel an Proteinen, Kohlenhydraten und Fetten von den Organismen unseres Mikrobioms verarbeitet und resorbiert wird. Nährwertangaben sind demzufolge maßlos überbewertet.

Wer Naturprodukte statt Zubereitungen bevorzugt, den müssen die prozentualen Anteile nicht interessieren. Wir essen Obst, Gemüse oder Fleisch und keine Proteine, Kohlenhydrate und Fette. Jede Änderung in der Relation der Energieträger leistet Verfälschungen Vorschub, wie sie bei industrieller Manipulation von Lebensmitteln gang und gäbe sind. Die Erhöhung oder Absenkung einzelner Komponenten wirkt sich nicht positiv auf die Gesundheit aus, da weder Fett grundsätzlich schädlich noch Proteine gesund sind. Ein reduzierter Fettgehalt senkt zwar theoretisch den Energiegehalt eines Nahrungsmittels, reduziert aber nicht die Kalorienaufnahme, da fettreichere Produkte schneller sättigen. Mit kohlenhydratreichen Produkten isst man mehr. Fettarme und zuckerreiche Speisen führen bei gleicher Kalorienzahl zu einer stärkeren Gewichtszunahme als eine gleichzeitig fett- und zuckerreiche Ernährung.[56] Fettreduzierte Produkte sind maßgeblich für das epidemische Übergewicht verantwortlich und verkürzen das Leben.[57] Außerdem kosten sie Geschmackserlebnisse.

Die Unsinnigkeit von Diäten mit Änderungen im Mix der drei Energieträger entlarvt sich schon, wenn man von Low-Fat oder Low-Carb spricht und dabei betrachtet, was im Gegenzug für die Absenkung erhöht wird. Für die gleiche Energiezufuhr müssen eine oder die beiden anderen Komponenten erhöht werden. Low-Fat ist also immer auch High-Carb, weil man Proteine gar nicht so nach oben fahren kann und soll. Und Low-Carb bedeutet immer High-Fat, wenn Sie nicht hungern oder einen sehr hohen Anteil tierischer Proteine wollen. Beides hört sich dann schon nicht mehr so gesundheitsfördernd an ...

Warum es wichtig ist, möglichst naturbelassene Rohprodukte frisch zubereitet zu essen

Auch zu Hufelands Zeit bestand Nahrung nicht ausschließlich aus Bioprodukten, nur weil es noch keine Pestizide gab. Mit der Entstehung einer organisierten Nahrungsmittelindustrie etablierten sich ab Ende des 18. Jahrhunderts bereits Lebensmittelfälschungen[58]: Blätter wurden mit giftigem Grünspan zu Tee »veredelt«, Gurken appetitlich grün durch Kupfersalz, Bleisalze ließen Bonbons farbig leuchten und Alaun machte Brot heller.[59] Seither gehören produktfremde Zusatzstoffe zur »Optimierung« von Optik und Haptik zu unserem Lebensmittelalltag dazu. Mit jeder Verarbeitungsstufe auf der Ernährungspyramide steigen aber die Gesundheitsrisiken (Abbildung 6).[60] Sie essen dann vieles, was Sie gar nicht erwerben und verzehren wollten. Vergessen Sie die Biochemie und sparen Sie überall, nur nicht am Essen.

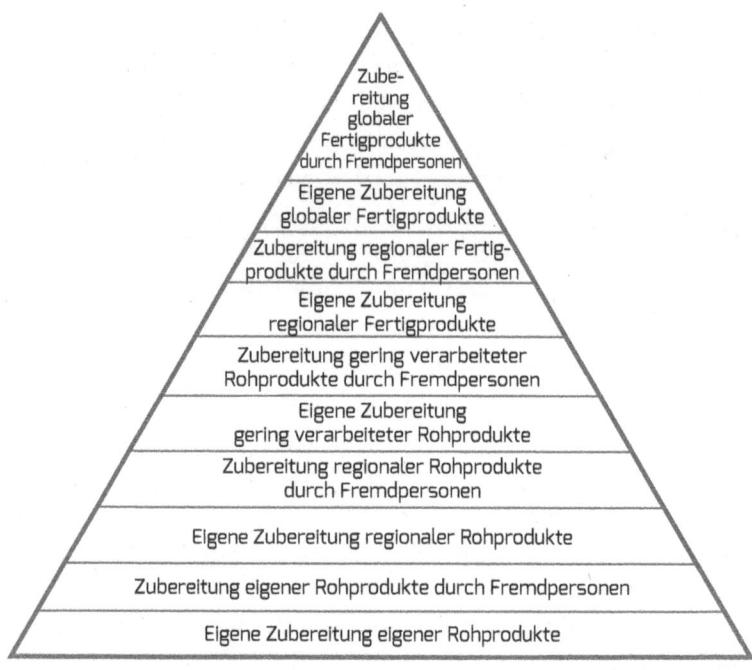

Abbildung 6: Ernährungspyramide des Gesundheitsnutzens: Das Gesundheitsrisiko steigt von der Basis bis zur Spitze.

Inzwischen sind wir sorglos geworden. Alles, was in den Supermärkten steht, wird gekauft und verzehrt, obwohl schon die Litanei deklarierter Inhaltsstoffe aufschrecken sollte. Keine 10 Prozent der Waren in heutigen Lebensmittelmärkten sind empfehlenswert. (Ultra)verarbeitete Produkte, die maßgeblich das Risiko auch für Krebserkrankungen erhöhen[61], dominieren das Sortiment. Rohprodukte wie Obst, Gemüse und Fleisch sind inzwischen Randerscheinungen. In Frankreich wird bereits vor den gesundheitsschädlichen Auswirkungen von Fertigprodukten gewarnt.[62] Meist können Sie gar nicht mehr in Erfahrung bringen, woher diese stammen beziehungsweise von welcher Qualität die Inhaltsstoffe sind. Ganz zu schweigen von den oft unnötigen Zusatzstoffen, die immer häufiger im Kleingedruckten untergehen oder gar nicht deklariert werden müssen: Pilzamylasen in Fertigbackmischungen, Kalium als Salzersatzstoff, mit Stickstoff aufgeschlagener Eischnee, Glukosesirup, aus dem Acrylamid entsteht ... Mehrere Hundert Additive sind in der EU zugelassen.[63] Neuerdings kann der Anteil von Zucker scheinbar reduziert werden, obwohl durch Sirupzubereitungen, hergestellt über enzymatische mikrobielle Zersetzungen aus organischen Stoffen (etwa Maispflanzen), ein sehr hoher Gehalt an Zuckern vorliegt.[64] Die Zucker verschwinden dann in der Rubrik »Kohlenhydrate«.

Selbst die Hauptinhaltsstoffe sind durch die Verarbeitung oft so entstellt, dass sie mit dem Naturprodukt nichts mehr zu tun haben. Fettreduzierte Milch von »Hochleistungskühen«, die ohne Kühlung monatelang haltbar ist, dürfte keine wertvollen Stoffe mehr enthalten. Die für die Immunstimulation von Kleinkindern wichtige unpasteurisierte Rohmilch (sogenannte Vorzugsmilch), die nur innerhalb von vier Tagen nach der Gewinnung verkauft werden durfte, ist inzwischen dem Diktat einer möglichst langen Haltbarkeit zum Opfer gefallen. Und welches Vollkornbrot ist noch wirklich mit dem vollen Korn inklusive Keimling gebacken worden? Historische Getreidesorten sind hinsichtlich glykämischem Profil, Entzündungsparametern und Antioxidationseffekten modernen Hochleistungssorten überlegen.[65] Kaum eine Zutat, die trotz Namensgleichheit zum traditionellen Produkt inzwischen nicht inhaltlich völlig verändert ist: Industrieller Fertigsauerteig etwa ist mittlerweile so sauer, dass er Hautreizungen verursachen kann.[66] Alkoholische Getränke sind nicht in erster Linie wegen ihres Alkoholgehalts als bedenklich einzustufen, sondern aufgrund zahlreicher zulässiger, aber undeklarierter Zusätze und Prozeduren bei der Herstellung. Wein gehört zu den histaminreichen Produkten. Häufig kommt es zu »allergischen« Symptomen wie Hauterscheinungen, Blutdruckanstieg und Herzrasen. So mancher unklare Todesfall nach weinreichen Feiern dürfte darauf zurückzuführen sein. Auch das Reinheitsgebot für Bier steht bei industriell hergestellten Bieren nur auf dem Papier.

Ganz zu schweigen vom zunehmenden Verlust traditioneller Obst- und Gemüsesorten durch Züchtungen und Gentechnik.

Die Sorten werden heute nicht für ihren gesundheitsfördernden Effekt produziert, sondern wegen einer möglichst hohen Resistenz gegen Schädlinge, Pestizide und Transportschäden. Und wenn Geschmack eine Rolle spielt, dann ist dies zunehmend mit dem Verlust der Bitterstoffe verbunden. Gerade diese gelten aber als maßgeblich für eine gute Verträglichkeit und eine Unterstützung unseres Mikrobioms. Gemüse wird ohne Bitterstoffe zwar noch nicht »böse«, dient dann aber oft nicht mehr der Gesundheit. Kurzum: Nichts entspricht mehr dem, worauf unsere Biologie eingestellt ist.

Lebensmittel müssen nicht auf Unbedenklichkeit geprüft werden, bevor sie in den Regalen stehen, selbst wenn es sich um »Produktinnovationen« handelt. Tiere hingegen prüfen instinktiv insbesondere neue Nahrung vor dem Verzehr ausgiebig, weil sie wissen, dass jede Mahlzeit die letzte sein kann, wenn Gift oder unverträgliche Stoffe enthalten sind. Die monatlichen Skandale über nur bruchstückhaft und verspätet von Herstellern gemeldete Verunreinigungen oder Überschreitungen von Grenzwerten für Toxine belegen die lückenhaften Lebensmittelkontrollen. Konsequenzlos jagt ein Skandal den nächsten, sodass umso größere Vorsicht angezeigt ist, je stärker verarbeitet die Produkte sind und je intransparenter die Herkunft ist. Auf einer Oberfläche unseres Darms von 30 Quadratmetern[67] trennt uns nur eine papierdünne, sehr durchlässige Schleimhaut von unserer Umwelt. Wir sollten uns also schon genau überlegen, was wir so intim an uns heranlassen.

Warum es wichtiger ist, über Generationen erprobte Rezepte zu verwenden, als unüberprüfte Umstellungen der Ernährungsgewohnheiten vorzunehmen

Immer neue Kreationen kommen aus den Laboren der Nahrungsmittelindustrie und Foodscouts machen für Gourmetrestaurants neue Geschmacksreize ausfindig, die nicht exotisch genug sein können. Die Frage, ob diese neuen Nahrungsmittel der Gesundheit dienen, stellen wir uns gar nicht mehr. Sollten wir aber. Quinoa und Açaíbeeren bergen nur zusätzliche Risiken durch Krankheitserreger und Konservierungsmittel, ohne dass ein Nutzen entgegensteht. Langlebige Menschen ernähren sich überall traditionell. Bewährte Rezepte und in der Kindheit eingeübte Ernährungsgewohnheiten werden im späteren Leben bekömmlicher sein als exotische Experimente. Immer wieder deckt die Wissenschaft auf, dass »Heilkost« die Genesung fördert[68], wie zum Beispiel Hühnersuppe, die aufgrund von viel verwertbarem Zink bei Viruserkrankungen sinnvoll ist.[69] Herkömmliches Wissen um Zubereitungen für bestimmte Situationen sollte man auch ohne molekulare Begründung in sein Repertoire aufnehmen. Schweinefleisch mit Sauerkraut, Bratwürste mit Senf oder Süßspeisen mit Zimt machten nicht nur früher Sinn, sondern sind heute aufgrund ihrer neutralisierenden Effekte auf die toxischen Produkte im Fleisch beziehungsweise die Zuckerbelastung in ihrer Wirksamkeit belegt. Erprobte Kombinationen und Zubereitungen von Nahrungsmitteln sind für ein langes und gesundes Leben nützlicher als Modetrends.

Bei den Ernährungsgurus inzwischen völlig zu Unrecht aus dem Fokus verschwunden ist die Kartoffel. Unter Ernährungswissenschaftlern gelten Kartoffeln nicht einmal als Gemüse und wurden aus dem »phytochemischen Index«[70] als Gradmesser für die Gesundheit der Ernährung verbannt! Und dies, obwohl Studien nie negative gesundheitliche Effekte belegen konnten.[71] Kartoffeln sind aber ein Gemüse mit allen seinen Vorteilen.[72] Der höhere Gehalt an Stärke sollte uns nicht stören; denn diese ist nicht industriell raffiniert. Kein Nahrungsmittel ist so vielfältig einsetzbar wie Kartoffeln: als Hauptspeise, als Sättigungsbeilage und als Gemüse. Kartoffeln haben gegenüber Reis den unschätzbaren Vorteil, dass sie noch regional vor Ort angebaut werden und damit das Risiko für Verfälschungen und Konservierungsmaßnahmen aufgrund langer Transportwege geringer ist. Vom Aufwand, Kartoffeln garen zu müssen, sollte man sich nicht abhalten lassen. Seit der Erfindung des

Schnellkochtopfs sind lange Kochzeiten passé. Kartoffelgerichte lassen eine größere Vielfalt als Pasta und Reis zu und jeder kann diese selbst zubereiten.

Warum es wichtiger ist, woraus man isst, als was man isst

Die Verzehrumstände werden von der Ernährungswissenschaft weitgehend ignoriert. Koch-, Aufbewahr- und Verzehrgefäße (glasiertes Porzellan, Keramik, Kunststoffgefäße) sind aber nicht völlig neutral und können Substanzen freisetzen. Kunststoffe sondern insbesondere in saurem Milieu und in der Hitze (Mikrowelle!) organische Verbindungen wie Bisphenole, Phthalate oder zahlreiche hormonähnliche Substanzen ab.[73] Der Einfluss heutiger Kunststoffverpackungen auf die darin oft vakuumiert in innigem Kontakt über Monate eingeschweißten Lebensmittel ist nicht geklärt. Insbesondere die als Weichmacher enthaltenen Phthalate erscheinen bedenklich.[74] [75] Wo immer möglich, sollten wir daher lose Ware vorziehen. Aber auch aus offenen Kartonverpackungen entweichen aromatische und gesättigte Mineralöle, die Lebensmittel kontaminieren.[76] Vergessen werden sollten auch nicht die Töpfe, Pfannen, Teller und Schüsseln, aus denen wir essen. Tiefe Abnutzungsspuren in Kunststoff- und Keramikbelägen lassen darauf schließen, dass wir unerwünschte Beistoffe abbekommen. Mit dem globalisierten Handel und immer weniger überprüften Standards sind viele Oberflächen – auch Keramik- und Porzellanglasuren – im täglichen Gebrauch nicht inert. Es besteht also die Gefahr, dass chemische Prozesse ablaufen, die als gefährlich anzusehen sind. Traditionell hergestelltes hochwertiges Porzellan, Edelstahl und Glas dürften die geringsten Risiken aufweisen.

Bedenken sind auch bei Rückständen von Reinigungs- und Glanzmitteln auf unserem Koch- und Essgeschirr angebracht. Die Alkalisalze aggressiver Spülmittel für Geschirrspülautomaten mit abperlenden Eigenschaften führen bei Hautkontakt zu

Verätzungen. Was bleibt aber auf glanzgetrockneten Tellern zurück? Langzeituntersuchungen über chronische Gesundheitsrisiken scheint es nicht zu geben. Ganz zu schweigen davon, dass sich auf den Dichtungen von Geschirrspülern Biofilme mit Bakterien und Pilzen formieren.[77] Die Reinigung der Gegenstände unseres Essens sollte uns Handarbeit und Nachspülen mit reichlich klarem Wasser wert sein, um möglichst wenig Gift aufzunehmen.

Ernährung als Therapie?

Gibt es Nahrungsmittel, die Krankheiten heilen und wie Medikamente wirken? Wenn es nach dem höchsten Entscheidungsgremium im deutschen Gesundheitswesen, dem sogenannten Gemeinsamen Bundesausschuss, geht, könnten Krankheiten nicht durch eine Änderung der Nahrung behandelt werden.[78] Ein derartiger Beschluss entstammt der Weltsicht von Schulmedizin und Nahrungsmittelindustrie: Krankheiten entwickeln sich nur durch mangelnde Zufuhr bestimmter Stoffe, nicht aber bei einer Ernährung, die ausreichend Kalorien, Vitamine beziehungsweise Spurenelemente enthält. Ganz im Gegensatz dazu ist in der hippokratischen Schriftensammlung nachzulesen: »Eure Nahrungsmittel sollen eure Heilmittel, und eure Heilmittel eure Nahrungsmittel sein.«

Tatsächlich sind zahlreiche Krankheiten ernährungs(mit-) bedingt, ohne dass ein Mangel eine Rolle spielt. An erster Stelle natürlich der Diabetes mellitus Typ 2, der durch eine Ernährungsumstellung bei gleichzeitiger körperlicher Betätigung verschwindet.[79] Längere Perioden des Nahrungsverzichts können auch Krebszellen beeinträchtigen und erhöhen die Resistenz der Körperzellen gegen Gifte.[80] Inzwischen gibt es zahlreiche Belege dafür, dass das Wachstum bösartiger Tumore durch eine Zufuhr schnell verwertbarer Kohlenhydrate beschleunigt wird und sich Krebserkrankungen durch Nahrungskarenz bessern oder sogar rückbilden können.[81] [82] [83] [84] Neben einer kalorienärmeren, pflanzenbasierten Ernährung unterbleiben jedoch heute meist noch andere wirksame Maßnahmen wie der Ersatz von Zuckern durch Xylit oder Erythrit bei einem Diabetes mellitus, da bei 40 Prozent weniger Nährwert die Insulinausschüttung nicht angefacht wird.[85] Hufeland war bereits überzeugt, dass »eine unvernünftige diätetische Behandlung weit mehr Menschen tödtet als die Krankheit selbst«.[86] Das Finale wird also bereits auf der täglichen Langstrecke zuvor entschieden.

Betrachtet man Übergewicht nicht nur als Risikofaktor für zahlreiche Krankheitszustände, sondern als eigenes Krankheitsbild, dann ist dieses durch veränderte Essgewohnheiten durchaus behandelbar. Für zahlreiche Krankheiten ist eine Fehlernährung ursächlich und Nahrungsumstellungen beeinflussen den Verlauf: Rheuma, Gallenwegserkrankungen, Divertikulitis. Ernährungsumstellungen senken selbst genetische Risiken für bestimmte Krankheiten drastisch.[87] Bluthochdruck lässt sich in vielen Fällen in den Normalbereich zurückführen, wenn Übergewicht reduziert und für mehr Bewegung gesorgt wird.[88] Fasten mindert aber nicht nur das Risiko für zahlreiche Erkrankungen durch eine Beseitigung von Übergewicht, sondern auch durch eine Umprogrammierung biochemischer Signalwege.[89] Nahrungsüberfluss stellt für unseren Körper einen weit größeren Stress dar als Mangelsituationen. Für einseitige Diäten, die nicht auf der Umschaltung in den Hungermodus beruhen, gibt es dagegen keine Evidenz. Die jahrzehntelang von Kliniken als Teil der Behandlung vorgegaukelten Schonkostvarianten mit bis zur Unkenntlichkeit pürierten und zerkochten Gemüsebreien waren nur heilsam, wenn die Kranken dadurch weniger aßen ...

Nahrungsmittel heilen nicht, auch wenn unsere Nahrung Stoffe beinhaltet, die Krankheitssymptome lindern beziehungsweise beseitigen (zum Beispiel Kopfschmerzen durch Salizylate in der Weidenrinde) oder Krankheitsursachen beheben können (Eisenzufuhr durch Fleisch oder Pflanzen bei Blutarmut durch Eisenmangel). Nur wer sich bis zu einer Erkrankung einseitig, mit minderwertigen oder schadstoffbelasteten Produkten ernährt hat, wird durch eine Mischkost gesunder Pflanzen und Tiere in verbrauchsadäquater Menge seine Gesundheit wiederherstellen helfen. Ernährung ist jedoch immer in erster Linie präventiv. Bei Krankheit gelten dieselben Ernährungsgrundsätze wie für Wohlbefinden.

Ernährungsgrundsätze kompakt

- Meiden Sie Fertignahrungsmittel, insbesondere wenn dafür geworben wird.

- Essen Sie möglichst nur Produkte, in denen lediglich das drin ist, was Sie essen wollen.

- Kochen Sie möglichst viel selbst, aber verwenden Sie möglichst wenig vorfabrizierte Zutaten, die man erst aus der Verpackung befreien muss.

- Bevorzugen Sie frisch zubereitete, weitgehend natürliche Lebensmittel.

- Setzen Sie auf pflanzenbetonte Mischkost.

- Meiden Sie fettarme und zuckerreiche Produkte sowie Auszugsmehle.

- Meiden Sie ultraverpackte Speisen und Getränke.

- Essen Sie langsam und bewusst: fast food – short life.

- Akzeptieren Sie Hungergefühl als wesentlichen Teil des Lebens: Essen Sie nur bei Hunger und hören Sie auf zu essen, wenn noch ein Hungergefühl besteht.

- Streben Sie täglich 14 bis 16 Stunden Nahrungskarenz an, um nicht zuzunehmen.

- Setzen Sie auf hochwertiges Porzellan, Edelstahl, Keramik und Glas zur Aufbewahrung von Lebensmitteln.

- Reinigen Sie Essgeschirr mit der Hand und nicht mit aggressiven Reinigungsmitteln in Spülmaschinen; Spülmittel immer mit reichlich klarem Wasser entfernen – oft reicht schon Wasser ohne Zusätze.

Verhaltensweisen

Die große Mehrzahl unserer Krankheiten ist durch äußere Einflüsse bedingt. Beim Auftreten von Krankheitssymptomen sind daher immer alle unsere Lebensumstände auf den Prüfstand zu stellen: Wo liegen schädliche Einflüsse vor? Können wir diese abstellen oder ihnen entgehen? Schadstoffe und Krankheitserreger in der Atemluft, in einzelnen Nahrungskomponenten und im Wasser, Lärmexpositionen (auch mit unhörbarem Infraschall!) oder psychischer Stress aus zwischenmenschlichen Beziehungen können Krankheiten provozieren und das Leben verkürzen. Im Gegensatz zu Suchtmitteln, die wir uns eingestehen, sind diese Einwirkungen allerdings nicht immer schnell zu identifizieren. Bis Gewissheit besteht, kann es für eine Heilung schon zu spät sein. Es lohnt sich daher bei jeder Krankheit, auch alltägliche äußere Einwirkungen ins Kalkül zu ziehen und Verhaltensweisen sowie Aufenthaltsorte zu verändern. Die Einnahme eines Säurehemmers gegen Sodbrennen durch den Rückfluss von saurem Mageninhalt kann man sich zum Beispiel meist ersparen, wenn man Übergewicht reduziert, bestimmte Speisen meidet und mehrere Stunden vor dem Schlafengehen den Kühlschrank geschlossen hält. Alle Lebensbedingungen, auf die es präventiv ankommt, sollte man spätestens bei Krankheit anstreben oder beherzigen.

Psychisches Wohlbefinden

Für ein langes und möglichst gesundes Leben reicht es nicht, nur auf seine Ernährung zu achten. Eine Mehrheit sehr alter Menschen sagt übereinstimmend, dass man *zufrieden* sein müsse.[90] Eine positive Grundeinstellung zum Leben wirkt unabhängig von anderen Umweltfaktoren lebensverlängernd.[91] Hochbetagte Italiener betonen neben ihrer sparsamen Ernährung und reichlich Bewegung immer, dass es darauf ankomme, »tranquillo«, also gelassen zu sein. Ein harmonisches Sozialleben in der Familie, mit Freunden und anderen Menschen befördert Gesundheit und ein längeres Leben.[92] [93] Die gegenseitige Beobachtung in Konkurrenzsituationen des Zusammenlebens mit der Angst, zu kurz zu kommen, erzeugt dagegen psychischen Stress.[94] Wer aus Gründen der beruflichen Karriere gegen eigene innere Überzeugungen lebt, wird daran nicht nur in seiner Seele leiden, sondern schließlich einen körperlichen Tribut zahlen. Entspannte soziale Beziehungen sind ein Programm für das ganze Leben. Gerade auch für den letzten Abschnitt. Überall, wo es viele langlebige Menschen gibt, hat das Alter einen hohen Stellenwert. Ganz im Gegensatz zu den westlichen Kulturen, in denen man Alte lieber in Heime abschiebt. Auch in Deutschland leben von den über 90-Jährigen mehr als 70 Prozent noch in den eigenen vier Wänden.[95] Die Unterbringung in Heimen kann die verbleibende Zeit halbieren.[96] Warum? Nicht nur, weil Heime Massenunterkünfte mit allen Risiken sind (Keimen, Parasiten, minderwertiger Ernährung), sondern auch weil im Getto alter Menschen die Lust am Leben verloren geht.[97] Vom erhöhten Risiko, in Heimen Opfer von Gewalt oder Mord zu werden[98], ganz zu schweigen. Der Übertritt dorthin ist als Sargnagel einzustufen und man sollte Heime um fast jeden Preis vermeiden.

Durch die Erweiterung des Horizonts und Erlebnismöglichkeiten ist Reisen trotz aller Stressfaktoren eine bewährte Strategie gegen ein vorzeitiges Altern. Auch Hufeland hatte dies auf seiner Empfehlungsliste ungeachtet damaliger gesundheitlicher Risiken durch schlechte Hygiene in Gasthäusern, fremdes Essen mit fragwürdigen Qualitäten von Wasser und Wein sowie den Torturen einer Kutschenreise. Für dauerreisende Pendler kehrt sich heute der anregende Effekt allerdings in einen schädlichen permanenten Stress um.[99] Häufige Nutzungen von Verkehrsmitteln steigern nicht nur das Unfallrisiko, sondern erlauben weniger Ruhephasen und Zeit für Sozialkontakte. Neben dem Aufenthalt in der schadstoffbelasteten Luft automobiler Fahrgasträume[100] (vgl. S. 89) sind Gefahrensituationen und

Schlafdefizite häufiger, mindestens jedoch chronobiologische Konflikte durch früheres Aufstehen. Häufigere Partnerwechsel bei Pendlern erhöhen den Stress weiter. Deutsche Statistiken belegen eine Abnahme von Fehltagen aufgrund psychischer Erkrankungen um bis zu 84 Prozent, wenn Pendler die Distanz vom Arbeitsort durch einen Wohnortwechsel reduzieren.[101] Stressfaktoren beschleunigen die Verkürzung der Telomere.[102] Es ist also kein statistischer Artefakt, dass Pendler früher sterben.[103] Der meist kostspieligere Wohnraum nahe der Arbeit ist damit die beste Investition in das Leben, wenn es länger dauern soll.

Gesunder Schlaf

Der Schlaf ist keine Pause vom Leben, nur weil wir daran meist keine Erinnerung haben. Er ist vielmehr eine Zeit hoher Aktivität aller Körperorgane und -systeme, die endlich einmal nicht von äußeren Eindrücken beeinträchtigt werden. Ein ausreichend langer und möglichst ungestörter Schlaf ist daher eine Voraussetzung für Gesundheit und ein langes Leben. Schlaf stärkt die Stressresistenz biochemisch und psychisch. Den Aufenthalt im Bett sollte man daher keinesfalls zu kurz wählen, um dem Tod zu entgehen, nur weil die meisten Menschen in Betten sterben ... Nichts anderes hatte Hufeland seinen Zeitgenossen ins Gebetbuch geschrieben. Der Schlaf ist für die Lebenskraft das, »was der Pendel dem Uhrwerk« und »das größte Mittel zur Verlängerung des Lebens«.[104] Umgekehrt »vermag nichts so schnell uns aufzureiben und zu zerstören als Schlaflosigkeit«.[105] Hufeland erteilte fünf Ratschläge für eine erholsame Nachtruhe:

- Nicht weniger als sechs, allerdings auch nicht mehr als acht Stunden Schlaf.
- Die Schlafzimmer sollen ausreichend groß, tagsüber nicht bewohnt und gelüftet sein.
- Abends immer wenig essen und vor dem Schlafen einige Stunden Nahrungskarenz.

- Regelmäßig und immer zur Nachtzeit, nicht tagsüber schlafen.
- »Alle Sorgen und Tageslasten müssen mit den Kleidern abgelegt werden; keine darf mit zu Bette gehen.«[106]

Wissenschaftliche Studien unserer Tage belegen Hufelands Empfehlungen. Die Schlaganfallhäufigkeit steigt bei weniger als sechs und mehr als neun Stunden Schlaf.[107] Ursächlich dürften dafür vor allem Schlafmittel und Psychopharmaka sein, die für einen zu langen Schlaf, aber auch Schlaflosigkeit sorgen. Eine zu kurze Nachtruhe erhöht das Risiko für viele Erkrankungen[108], schon allein, weil ein ungestörtes Schlafmuster Übergewicht verhindern kann.[109] Wer schlecht schläft, hat kürzere Telomere.[110] Die Lösung für Schlafstörungen sind sicher keine Medikamente. Das seit Mitte der 1990er-Jahre verfügbare Hormon Melatonin, das in den USA als Nahrungsergänzung frei verkäuflich ist und hierzulande als Wunderdroge von Anti-Aging-Gurus verordnet wird, ist allenfalls zeitlich begrenzt eine Einschlafhilfe. Bei längerer und häufigerer Einnahme kann es jedoch zum Gegenteil führen: Schlaflosigkeit.[111] Für Durchschlafstörungen nützt es ohnehin nichts. Möglichst gleichförmige Abläufe vor dem Schlafengehen und fixe Zeiten sind hilfreich, um die nötige innere Ruhe zu finden. Auch Hufelands Rat zu schlafen, wenn es dunkel ist, findet heute seine Bestätigung. Nachtaktive Menschen sollen ein 10 Prozent höheres Risiko haben, früher zu sterben, als Morgenmenschen.[112]

Training der Muskulatur

Körperliche Aktivität senkt das Risiko für nahezu alle Krankheiten, insbesondere von Herz und Kreislauf (30 bis 40 Prozent)[113], aber auch Krebs (20 Prozent)[114], und vermindert damit die Sterblichkeit.[115] Ohne wissenschaftliche Studien war dies Hufeland klar: »Die Erfahrung lehrt, dass diejenigen Menschen am ältesten wurden, welche anhaltende und starke Bewegung und zwar in freyer Luft hatten.«[116] Er riet daher,»täglich wenigstens eine Stunde Bewegung im Freyen zu machen. Die gesundeste Zeit ist vor dem Essen, oder 3 – 4 Stunden nachher.«[117] Heute ist bestätigt, dass es gar nicht viel Bewegung sein muss – 150 Minuten pro Woche gelten als ausreichend.[118] Tägliche Bewegung in frischer Luft ist dabei wöchentlichem Sport in geschlossenen Räumen vorzuziehen. Aktivitäten in Garten und Haus senken das Risiko für Schlaganfälle und Herzinfarkte, halten auch geistig wach, ohne dass es Fitnessprogramme oder Sport braucht.[119] Für Hufeland dient man mit einem»Land- und Gartenleben« uneingeschränkt der Erhaltung der Lebenskraft, da man neben der»freyen Luft« gleichzeitig körperliche Bewegung hat und eine»Gemüthsaufheiterung« genießt. Heute allerdings nur, wenn dies nicht im Abgasdunst und mit der Lärmkulisse benzinbetriebener Geräte erfolgt. Muskuläre Fitness sollte bereits in Kindheit und Jugend eingeübt werden, um im späteren Leben die Vorteile für eine bessere Gesundheit ausschöpfen zu können.[120] Ein Teil der»abchasischen Formel« für ein hohes Alter ist regelmäßige Bewegung im Wechsel mit ausgedehnten Ruhephasen.[121]

Allmählich realisiert die Medizin, dass der Verlust an Muskelmasse ab dem 30. Lebensjahr noch gravierender ist als der Verlust an Knochenmasse.[122] Stürze im Alter führen häufiger zu Knochenbrüchen, wenn man mangels muskulärer Kontrolle ungünstig fällt. Muskelschwund ist neben einer Fehlernährung eine maßgebliche Ursache für einen Diabetes mellitus im Alter, da Zucker nur aufgenommen und gespeichert werden kann, wenn genügend Muskeln vorhanden sind. Ein ausreichend großer Blutverteilungsraum in der Muskulatur senkt auch den Blutdruck.[123] Bettruhe mit Verzicht auf Muskelbetätigung ist daher auch bei Krankheiten nicht unbedingt heilsam. Eine geringere Durchblutung vieler Organe und der Abbau von Muskulatur verschlechtern oft den Gesamtzustand. Ungeachtet dessen wird Bettruhe immer noch zur ersten Pflicht eines Patienten erklärt. Bewiesen wurde es allerdings nie, dass dies der Gesundung dient. Bei 15 untersuchten Krankheiten verschlechterte Bettruhe sogar nachweislich die Befindlichkeit.[124] Wer nach einer Sprunggelenksverrenkung möglichst bald wieder belastet, ist schneller fit.[125] Es ist nicht umsonst eine Redensart, sich hinzulegen, um zu sterben. Das Bett sollte man also nur hüten, wenn körperliche Gebrechen das Aufstehen verhindern.

Vermeiden von Suchtmitteln

Der Konsum kleiner Alkoholmengen verkürzt zwar das Leben nicht, aber bereits ab 100 Gramm Alkohol pro Woche, das sind nicht mehr als täglich 0,3 Liter Bier oder 0,1 Liter Wein, reduziert sich die Lebenserwartung.[126] Für die Rauchinhalation gibt es überhaupt keinen unbedenklichen Bereich. Trotz der bekannten Gesundheitsschäden greift aber noch immer etwa ein Viertel der erwachsenen Bevölkerung in Deutschland zu Zigaretten oder anderen Tabakprodukten.[127] Auch Gelegenheits- und Passivraucher erhöhen ihre Risiken für das Auftreten von zumindest Gefäß- und Lungenerkrankungen. Der Übergang von toxischen Feinstäuben auf »Dampf« erscheint da als probate Alternative, um Suchtverhalten ohne Reue beizubehalten. Allerdings ist es unwahrscheinlich, dass E-Zigaretten oder Tabakerhitzer keine Gesundheitsschäden verursachen können. In den Aerosolen sind weiterhin toxische Substanzen enthalten, deren Unbedenklichkeit nicht erwiesen ist.[128] [129] Die Pyrolyseprodukte sind bei Weitem nicht alle untersucht worden und vor allem nicht deren langfristige Wirkungen. Veränderungen der Eiweiße im Bronchialschleim bei chronischem Konsum deuten auf eine mögliche Ausbildung unheilbarer Lungenkrankheiten wie COPD und zystische Fibrose hin.[130] Wer sich wegen bisher fehlender Belege Unbedenklichkeit suggerieren lässt, sollte sich erinnern, dass die Beweise bei der Tabakrauchinhalation Jahrzehnte benötigten ...

Das von der Medizin als schmerzlindernde Substanz wiederentdeckte Cannabis darf weder als unbedenklich noch als gesundheitsneutral gelten. Wer Cannabis raucht, inhaliert ein Gemenge toxischer Verbrennungsprodukte. Mentale und physische Schäden sind da die unvermeidliche Folge.[131] Die Probleme beginnen schon im Mund.[132] Dazu kommt noch, dass unter Cannabis die Verkehrstüchtigkeit eingeschränkt und das Unfallrisiko wie bei allen Suchtmitteln erhöht ist. Gerne ausgeblendet und im Suchtbericht der Bundesregierung sträflich unterschätzt ist der chronische Missbrauch zahlreicher Medikamente – ganz oben Schmerzmittel, die längst häufiger in Hand- und Hosentaschen sind als Zigaretten. Schmerzmittel vom Typ der nicht-steroidalen Analgetika steigern die Risiken für viele Krankheiten, vor allem sind sie toxisch für Gefäße und die Schleimhäute im oberen Magen-Darm-Trakt.[133] [134] Mindestens ein Viertel der Todesfälle von Menschen über 65 Lebensjahren gehen zulasten dieser Schmerzmittel.[135]

Reduzieren von Schadstoffbelastungen

Geht es um die Belastung unseres Lebens mit Giften, dann ist jede Mahlzeit und jeder Atemzug ein potenzielles Risiko. Denn wir sind umgeben von Toxinen. Das Wasser, das wir trinken, die Speisen, die wir essen, die Luft, die wir atmen, die Kleidung, die wir tragen, die Matratzen, auf denen wir schlafen – alles enthält giftige Substanzen. Zwar schadet uns längst nicht jede Gifteinwirkung (vgl. dazu Hormesis auf S. 63), aber eine chronische Aufnahme von Toxinen wird auch in niedriger Dosierung zu altersbedingten Krankheiten führen. Leider ist es unmöglich, sich heute der Myriade synthetischer, oft auch giftiger Substanzen zu entziehen. Wir können nur sehr bedingt etwas daran ändern, aber wir können uns dessen bewusst sein und versuchen, unsere Belastung so gering wie möglich zu halten.

ATEMLUFT

Auch wenn der größte Teil von Partikeln, Aerosolen und giftigen Gasen in unserer Atmosphäre natürlichen Ursprungs ist, sind es heute bei uns Industrieabgase, Verwehungen aus der Landwirtschaft und Abgase von Fahrzeugen, die unsere Gesundheit gefährden. Beschönigend »Feinstaub« genannte Partikel und Tröpfchen im Größenbereich < 10 µm und Stickoxide belasten die Luft vor allem in Ballungsräumen, erreichen aber auch auf dem Land entlang der Verkehrsschneisen und in den Abgasfahnen der Kraftwerke bedenkliche Konzentrationen. Ein Wohnsitz abseits der Verkehrsströme senkt die Belastung erheblich. 30 bis 50 Meter Abstand von einer Hauptverkehrsstraße machen bereits einen Riesenunterschied.[136]

Ein bevorzugter Aufenthalt in geschlossenen Räumen verschafft noch keine bessere Luft. Im Gegenteil, in den letzten Jahrzehnten hat sich gezeigt, dass die Luftqualität innerhalb von Räumen eher stärkere Belastungen als die Außenluft aufweisen kann. Dies gewinnt zunehmend an Bedeutung, da viele Menschen sich inzwischen im Durchschnitt fast 90 Prozent ihrer Zeit in Häusern aufhalten.[137] Mit der Verminderung des Luftaustausches durch Dämmmaßnahmen können Schadstoffe innerhalb von Gebäuden in schlecht belüfteten Räumen oftmals höher als außerhalb liegen.[138] Automatische Lüftungsanlagen reduzieren die Belastung nicht, wenn sie zur Energieeinsparung vorrangig die Innenluft nur umwälzen.[139] Hufelands Empfehlung, möglichst viel Zeit an der »freyen« Luft zu verbringen, gilt unverändert. Frische Außenluft sollte man in seinen vier Wänden vor allem auch während der Nachtzeit sicherstellen.

Gesundheitsschädliche Konzentrationen des Edelgases Radon, das fast überall in unterschiedlicher Stärke aus dem Erdboden entweicht, können nur in Häusern und Höhlen erreicht werden.[140] Belüftete Keller zwischen Wohnräumen und Erdboden verhindern zuverlässig kritische Belastungen. Souterrain- und Kellerräume sollte man besser nicht bewohnen. Entgegen der Bewerbung durch »Heilstollen«-Betriebe ist Radon nämlich kein Heilmittel, sondern ein Gesundheitsrisiko. Krebserkrankungen, insbesondere Lungenkrebs, treten durch die mit dem Edelgas vergesellschafteten radioaktiven Partikel häufiger auf.[141] Eine »Verbesserung« natürlicher Luft durch Industriegase wie Sauerstoff gibt es nicht. Im Gegenteil, die in der Medizin seit Jahrzehnten verbreiteten Sauerstoffbeimengungen für Notfallpatienten und bei Atemnot sind nicht nur ohne Nutzen, sondern schaden sogar durch die reaktive Engstellung von Blutgefäßen.[142] [143] Einer Verjüngung des Organismus durch Einatmen von Sauerstoff unter erhöhtem Druck zur Anhebung des Sauerstoffpartialdruckes im Blut (sogenannte hyperbare Sauerstofftherapie) fehlt ohnehin jede Evidenz.[144]

Außer Acht gelassen werden darf auch nicht der eigene Eintrag von toxischen Produkten in die bewohnten Räume. Neben allen Gegenständen aus Kunststoffen beziehungsweise mit giftiger Chemie behandelten Oberflächen, Möbeln aus beschichteten Spanplatten (Formaldehyd), Kunststoffböden und deren Kleber (Lösungsmittel) sind die Schlafunterlagen zum Problem geworden. Unbehandelte Naturmaterialien wurden aus Angst vor Milben und anderen Parasiten weitgehend durch petrochemische Polyurethanschaumstoffe mit Memory-Effekt ersetzt. Die auch in Testberichten kommunizierte Unbedenklichkeit sollte niemanden in Sicherheit wiegen – Produkte der Erdölchemie setzen eine Fülle karzinogener Substanzen wie Benzol frei. Atemwegsreizungen sind höchst real.[145] Da wir ein Drittel unseres Lebens in intensivem Kontakt mit unseren Schlafunterlagen atmen, sind monatelange Ausdünstungen toxischer Chemie unbedingt ein Gesundheitsrisiko.

Eine gleichartige Ignoranz besteht gegenüber Tonerpulvern, die aus Laserdruckern und Kopierern entweichen können und die häufig in Nachbarschaft zu PC-Arbeitsplätzen oder in schlecht belüfteten Räumen stehen.[146] Darüber hinaus ist es ratsam, möglichst wenig Chemie beim Ausbau und für die Reinigung der Räume zu verwenden; denn alles, was eingebracht wird, wird nur langsam wieder freigesetzt. Wasser und Seife oder Soda reichen meist aus, giftige Lösungsmittel braucht man selbst für das WC nicht. Staubsauger können Feinstaub- und Bakterienbelastungen verursachen.[147] [148] Besen und Staubmopp tun es weit besser. Wer häufig mit untauglichen oder giftigen Mitteln putzt, verkürzt sein Leben.[149] Die am stärksten mit Partikeln und schädlichen Gasen belastete Luft atmen Sie als Nichtraucher heute auf und an unseren Straßen ein.[150] Wenn immer möglich, sollten Sie daher verkehrsbelastete Straßen meiden – ob als Fußgänger, Zweiradfahrer oder im Auto. Als Fußgänger und Radfahrer erhalten Sie bei gleicher Straßenbenutzung dabei eine geringere Giftstoffdusche als in unseren Fahrzeugen trotz Pollenfiltern.[151] Wenn Autos fahren, bewegen sie sich immer im Abgasstrom anderer Fahrzeuge und saugen die mit Schadstoffen belastete Luft der Verkehrsschneisen nicht nur in den Motorraum, sondern auch in die Fahrgastkabine. Im Luftraum der Fahrgastzelle können so bedenkliche Konzentrationen an Ultrafeinstaub und polyzyklischen aromatischen Kohlenwasserstoffen erreicht werden.[152] Letztere entweichen vor allem auch aus den aufgeschäumten Kunststoffen, die in Fahrzeugen verbaut werden. Auch »Naturmaterialien« wie Leder haben nach ihrer Gerbung und Färbung wenig mit Natur zu tun und sondern alles ab, womit sie behandelt wurden. Man muss also gar nicht rauchen, um im Auto »dicke Luft« zu haben. So vermeiden Sie schadstoffbelastete Atemluft möglichst effektiv:

- Sorgfältige Wahl des Wohnortes mit reichlich Grün abseits stark befahrener Straßen.

- Kleinstädte sind insgesamt Großstädten vorzuziehen[153]; Leben auf dem Land nur, wenn man nicht täglich im Auto wegfährt (erhöhtes Unfallrisiko). Die Lebenserwartung auf dem Land ist auch deswegen niedriger als in Städten.[154]

- Orte mit Luftverschmutzung meiden (Großstädte, Autofahrten, Flugreisen, Freiluftaufenthalte zu Neujahr).

- Verbringen Sie so viel Zeit wie möglich in der Natur und im Garten – auf jeden Fall außerhalb geschlossener Räume.

- Lüften Sie Ihre Wohnräume immer gut. Lüftungsanlagen ersetzen keine Frischluft!

- Meiden Sie Souterrain-Wohnungen und Erdgeschossräume ohne belüfteten Keller.
- Überlegen Sie sich gut, ob Sie neue Sachen brauchen. Neue Kleidung, Möbel und Matratzen erst nach einer Ausdünstungsphase in der Wohnung verwenden und besser auf Naturmaterialien ohne chemische Verarbeitung setzen.
- Staubsaugen – wenn überhaupt – nur mit geschlossenen Systemen.
- Beim Putzen und bei Handwerkerarbeiten mit Aerosolen und Feinstaubaufwirbelung Mundschutz tragen und so wenig Chemie wie möglich, vor allem keine Desinfektionsmittel, einsetzen.
- Ausdrucken von Dokumenten minimieren und während des Drucks den Raum verlassen und maximal durchlüften.
- Wohnen Sie so, dass Sie kurze Wege haben und nicht immer ein Auto benötigen.
- Meiden Sie verkehrsreiche Straßen – egal ob im Auto, auf dem Fahrrad oder zu Fuß.
- Antizyklisches Leben mit Straßennutzung außerhalb der Stoßzeiten.
- Abschaltung der Außenluftzufuhr in Tunnels, im Stau und bei dichtem Verkehr.
- Fahren Sie besser keine Neuwagen mit hoher Schadstoffausdünstung im Innenraum oder lassen Sie diese wenigstens so oft wie möglich in der Sonne stehen und lüften den Innenraum anschließend, um Schadstoffe schneller auszutreiben.

NAHRUNG

Hinsichtlich der Aufnahme von Schadstoffen verändert sich die Bedeutung unserer Nahrungsmittel, wenn es um das Vorbeugen von Krankheiten und eine Verzögerung von Alterserscheinungen geht. Die Frage heißt dann nicht »Was soll man essen?«, sondern »Welche Nahrungsmittel soll man meiden?«. Essen stellt auch immer eine Quelle für chronische Intoxikationen dar – ob durch Kontaminationen oder Beigaben während Aufzucht und Verarbeitung oder in der Verpackung. Zahlreiche Toxine sind so verbreitet, dass es

inzwischen keine unbelasteten Pflanzen oder Tiere mehr gibt.
Dazu zählen:

- Schwermetalle und Organometalle,
- Lösungsmittel,
- Weichmacher (Phthalate),
- Polychlorierte Biphenyle (PCB),
- Aromatische Kohlenwasserstoffe,
- Dioxine,
- Pestizide,
- Mikroplastik,
- Persistierende lipophile organische Verschmutzungen (PLOPs),
- radioaktiver Fall-out.

Vermeiden können wir die Gifte nicht, da diese nur selten mit unseren Sinnesorganen oder einfachen Messgeräten feststellbar sind. Dennoch gibt es Strategien, um den Gifteintrag in den eigenen Körper zu minimieren. Wer Lebensmittel selbst produziert und verarbeitet, ist in jedem Fall im Vorteil, da dann auf Zugaben giftiger oder potenziell schädlicher Substanzen verzichtet werden kann. Es verbleiben dann nur noch die Toxine, die über Wasser und Luft von den Pflanzen und Tieren aufgenommen werden. Die Strategie der eigenen Nahrungsproduktion war in vergangenen Jahrhunderten eine in der Oberschicht verbreitete Schutzmaßnahme, wenn diese spätestens im Alter Landgüter betrieb. Die abgespeckte Variante mit einer Vollzeithausfrau, die sich um die Lebensmittelversorgung und den eigenen Hausgarten kümmert, ist mit arbeitsteiligen Industriegesellschaften, Emanzipierung und der Abnahme familiärer Lebensgemeinschaften allerdings zum Auslaufmodell geworden.

Bleiben also noch die Möglichkeiten, regionale Produkte aus vertrauenswürdiger kleinbäuerlicher Produktion oder aus größeren Betrieben mit seriösen Biozertifizierungen zu erwerben und möglichst unverarbeitet häuslich zuzubereiten. Mit jeder höheren Verarbeitungsstufe steigt das Risiko für Giftbelastungen durch Produktion, Verpackung, Transport und Vermarktung (vgl. Abbildung 6). Dies gilt für alle Nahrungsbestandteile, ob pflanzlich oder tierisch. Giftbelastungen variieren regional und von Nahrungsmittel zu Nahrungsmittel. Sind Pestizide verboten, ist das Risiko auch in Pflanzen aus agroindustrieller Produktion gering und der Unterschied zu Bioprodukten vernachlässigbar oder nicht vorhanden. Andererseits werden Schwermetalle aus industriellen Verschmutzungen oder der Abluft von Kohlekraftwerken organisch kultivierte Produkte ebenso belasten. Pflanzen, die ohne Pestizide erzeugt werden, sind nicht nur vorteilhaft, da Giftstoffe fehlen, sondern auch weil manche gesundheitsfördernde Stoffe erst dann in größerer Menge gebildet werden, wenn Fressfeinde vorhanden sind (zum Beispiel Senföl in Kohlgewächsen).

Unabhängig von der Ernährungspyramide des Gesundheitsnutzens gilt die Gesetzmäßigkeit der Nahrungskette, die besagt, dass Lebewesen umso stärker belastet sind, je höher sie in der Nahrungskette stehen (vgl. Abbildung 5). Ein wesentlicher Grund, warum pflanzliche Kost im Vergleich mit tierbasierter Ernährung besser abschneidet, wenn es um die Gesundheit geht. Es sind weniger die »gesunden« Phytochemikalien, die durch antioxidative Effekte oder eine Modulierung von Enzymexpressionen eine vegane Ernährung gesünder als eine omnivore machen, sondern die Giftkonzentration in der Nahrungskette, die noch dadurch verschärft wird, dass Nutztiere meist länger leben als Gemüse und Salate und damit mehr Gifte aufnehmen. Dazu kommt, dass Pflanzenfresser in der Nutztierhaltung oft zu unfreiwilligen Fleischfressern werden und damit ein »Gift-Upgrade« erhalten. Und natürlich verfügen Tiere über Fettgewebe als Langzeitspeicher für lipophile Gifte (Hexachlorbenzol, polychlorierte Biphenyle), das Pflanzen in Form ungesättigter Fettsäuren in geringerem Umfang besitzen. Aber auch Nüsse, die mit Pestiziden angebaut und mit

Chemikalien aufbereitet und haltbar gemacht werden, enthalten lipophile Gifte.[155] Waren es früher verdorbene Lebensmittel mit ihrer Belastung durch Krankheitserreger, die die Gesundheit bedrohten, ist es heute deren Haltbarkeit, die die Bezeichnung »frisch« ad absurdum geführt hat. Als Faustregel kann gelten: Je länger die Haltbarkeit, desto geringer der Nutzen. Um Speisen weniger verderblich zu machen, werden nicht nur schädliche Substanzen (Konservierungsstoffe) eingesetzt, sondern auch biologische Strukturen und Mikroorganismen zerstört (energiereiche Bestrahlung). Was aber haben wir noch von den Milchsäurebakterien in der Milch und im Sauerkraut, wenn diese pasteurisiert sind?

Artgerecht lebende Schweine und Geflügel sind Minderheitenprogramme. Schafe, Ziegen oder Pferde werden ganz überwiegend besser gehalten. Deren Fleisch ist vorzuziehen, wenn sie nicht gerade auf kontaminiertem Weideland grasen. Milch von »Hochleistungskühen«, die mit artfremdem, pestizidhaltigem Kraftfutter gefüttert werden, enthält doppelt so viel Harnstoff wie Urin, denaturierte Proteine, ß-Galaktose und massenhaft abgetötete Keime sowie Giftstoffe, die das Mikrobiom stören können.[156] Milchprodukte kann man heute im Grunde nur noch guten Gewissens konsumieren, wenn sie aus einer biologischen und kleinbäuerlichen Produktion stammen. Meeresfische sind stärker belastet als Süßwasserfische und Wildfang ist günstiger zu beurteilen als Ware aus Aquakultur. Meeresfische sind wegen ihrer Quecksilberbelastung und Geflügel allein aufgrund der Fäkalkeime als gesundheitsgefährdend einzustufen.[157]

Allerdings liegt das Körperheil nicht darin, vegan zu leben, wie dies manche Ernährungspäpste suggerieren.[158] Denn zahlreiches Grünfutter, das auf unseren Tellern landet, stammt aus Monokulturen unter Einsatz von Pestiziden. Viele »Gütesiegel« für eine Produktion ohne oder mit nur wenig Giften sind längst als Etikettenschwindel entlarvt.[159] Toxikologische Analysen durch Überwachungsbehörden sind immer nur Stichproben und Überschreitungen von Grenzwerten werden meist nur retrospektiv bekannt. Gesundheit durch Pflanzenkost wird daher oft zu einer ausschließlich gefühlten …

Ohne sich in Panik versetzen zu lassen, muss man der Tatsache ins Auge sehen, dass es heute beim Essen mehr darauf ankommt, sich nicht zu schädigen, als seine Gesundheit zu verbessern. Jede Aufnahme von Flüssigkeit und Nahrung will also überlegt sein. Für mehr als nötig gibt es keinen Nutzen. Auch nicht für Mineralwasser. Schon gar nicht aus PET-Flaschen mit der ungewollten Beigabe von Acetaldehyd. Fehlende Reserven schaden nur dann, wenn eine Zeit des Überflusses in eine Verknappung umschlägt. Bei konstantem Überfluss sind Reserven gleichbedeutend mit Gewichtsballast und mehr Gift. Auch ein Grund, warum für eine kalorienreduzierte Ernährung oder Fasten Gesundheitsvorteile festgestellt werden. Wer weniger oder nicht isst, nimmt nicht nur weniger oder keine neuen Toxine auf, sondern hat einen Detoxikationseffekt durch die kontinuierliche Ausscheidung von Körpersubstanzen über Nieren, Galle, Haut und Lungen. Nahrungskarenz war schon zu Hufelands Zeiten insbesondere in Städten als Entgiftungsmaßnahme zu verstehen. Frauen können noch einen weiteren Entgiftungsmechanismus nutzen: Kinder bekommen und stillen. Gifte werden nämlich weitergegeben und entlasten die Mütter.[160] Ein toxischer Generationenvertrag. Dies trägt zum tendenziell höheren Lebensalter von Frauen und dem häufigeren Brustkrebs nicht gebärender Frauen bei.[161] Frauen, die ihre Kinder länger stillen, erkranken weit seltener an einem Diabetes mellitus.[162]

Ein schwacher Trost: Nicht jedes Toxin schadet uns zwingend. Das Erkrankungsrisiko steht nicht direkt mit der Dosis von Giften in Zusammenhang, sondern kann sich unterhalb einer bestimmten Dosis sogar reduzieren (Phänomen der Hormesis, vgl. S. 63).[163] Der Körper verfügt über Abwehr- und Entgiftungsstrategien. Wir dürfen nur deren Potenzial nicht überstrapazieren. Eine kalorienbegrenzte Ernährung, Fastenzeiten und das Vermeiden beziehungsweise der Abbau von Übergewicht sind Strategien hierfür.

Verringern der Lärmbelastung

Lärm taucht zwar in Umfragen als häufigste Belastung von Menschen in Städten auf. Die gesundheitsschädlichen Auswirkungen eines dauerhaft erhöhten Geräuschpegels oder wiederkehrender Lärmentwicklungen werden aber immer noch unterschätzt. Seit Jahren ist Deutschland bei der Umsetzung von Lärmschutz nach der Direktive der EU säumig.[164] Bereits eine längere Exposition über 50 Dezibel (leise Radioeinstellung) kann zu einem chronischen erhöhten Blutdruck führen und Herzinfarkte verursachen.[165] In der Nähe von Flughäfen steigt das Risiko für Schlaganfälle und koronare Herzerkrankungen um 20 bis 25 Prozent.[166] Verlässliche Zahlen über die lärmbedingten Krankheits- und Todesfälle gibt es nicht. Die WHO schätzt allerdings, dass jährlich 1 000 000 Lebensjahre durch Verkehrslärm im westlichen Europa verloren gehen.[167] Lärm resultiert in den Industrieländern vor allem aus Transportvorgängen und Arbeitsgeräten mit oft unnötig hohen Geräuschpegeln. Der schädliche Einfluss von niederfrequentem Infraschall unterhalb der Hörschwelle, dem wir in Fahrzeugen, durch haustechnische und industrielle Anlagen (zum Beispiel Windkraft) ausgesetzt sind, ist noch nicht geklärt.[168] Da man gegen Lärm nicht resistent werden kann, hilft nur Vermeidung.

Sollte sich zeigen, dass es Orte gibt, an denen Sie mit einer geringeren Umweltbelastung leben können, dann ist ein Umzug so sinnvoll wie eine Umschulung, falls der Beruf krank macht. Spätestens zum Ende der Berufstätigkeit lohnt es sich, über den Hauptwohnsitz nachzudenken. Wer keinen Arbeitsplatz mehr benötigt, kann dort leben, wo die Umwelt weniger schadet und die Risiken des Lebens geringer sind. Denken Sie in »Lebensabschnittswohnorten« und »Lebensabschnittshäusern«! Der

Wunsch, sein ganzes Leben am selben Ort zu verbringen,
ist nicht unbedingt das beste Konzept für ein hohes Alter.
Wohlhabende leben dieses Prinzip auch, wenn sie zwischen
mehreren Wohnsitzen pendeln.

Verhütung von Infektionen

Zusammen mit dem gewaltsamen Ableben gehörten Infektionskrankheiten über Jahrhunderte zu den Haupttodesursachen der
Menschen in Europa. In unserer Zeit scheint das Schreckgespenst
von Seuchen durch Hygiene, Impfungen und eine ausreichende
Ernährung gebannt zu sein. Dennoch sterben jährlich in Deutschland mindestens 50 000 Menschen an Krankheitserregern.[169]
Die größte Gefahr lauert heute in den Klinikmonstern. Etwa
1 000 000 Krankenhausinfektionen mit 30 000 bis 40 000 Todesfällen pro Jahr gehören zum tolerierten Status quo.[170] Eine ähnliche hohe Zahl von Infektionen, an denen jährlich nicht weniger als 20 000 Menschen sterben, entsteht aber auch im Alltag.[171]
Die Eintrittspforten sind vorrangig unsere Schleimhäute an den
Körperöffnungen und der Magen-Darm-Trakt. Wir müssen uns
daher hinsichtlich Atemluft, Körperkontakten und der Nahrung
schützen. Wo dies nicht möglich ist oder nicht gelingt, muss es
unsere körpereigene Abwehr richten.

Am häufigsten sind Virusinfekte der Atemwege, die zwar
selten schwer verlaufen, dennoch sterben jährlich mindestens
mehrere Hundert Menschen an einer Virusgrippe.[172] Da allein
mehr als 200 Grippeviren bekannt und diese sehr wandlungs-
fähig sind, gibt es keinen sicheren Impfschutz, was man schon
daran erkennen kann, dass sich medizinisches Personal nur halb
so häufig impfen lässt wie die übrige Bevölkerung.[173] Notwendig ist daher in erster Linie Prävention. Im kühleren Halbjahr
gilt es, Orte mit erhöhtem Erregerrisiko (Arztpraxen, Apotheken, Klinikambulanzen, Gemeinschaftseinrichtungen), Hand-
und Körperkontakte zu vermeiden und auf jeden Fall häufig die
Hände zu waschen.[174] Abstand ist dabei wie bei der Verhütung

von Klinikinfektionen effektiver.[175] Dabei geht es nicht nur um Viren, sondern auch um krankheitserregende Bakterien und Parasiten. Die früher bei älteren Damen üblichen weißen Handschuhe hatten ihren tieferen Grund, sind aber heute kaum mehr praktikabel.

Trotz verbesserter Hygienestandards werden jährlich in Deutschland mehr als 200 000 Infektionen gemeldet, die über Lebensmittel übertragen wurden.[176] Die Dunkelziffer dieser überwiegend bakteriellen Infektionen dürfte aber mehr als zehnmal so hoch liegen. Es gibt auch Schätzungen, die besagen, dass bis zu 40 Prozent dieser Magen-Darm-Infekte viral verursacht sein könnten.[177] Parasitosen, also durch Parasiten bedingte Erkrankungen, sind vergleichsweise selten, dagegen haben Infektionen über Lebensmittel stark zugenommen. Einerseits durch die Massenproduktion, aber auch, weil unsere Nahrung durch immer mehr Hände geht.[178] Die Ausweitung des globalen Handels und häufigere Reisen verbreiten ungewohnte Lebensmittel und Krankheitserreger. Mit der Liberalisierung des Warenverkehrs wurden dabei die Kontrollen eingeschränkt, sodass kontaminierte Lebensmittel – wenn überhaupt – spät erkannt werden. Die Risikoprodukte sind Fleisch und Fisch, alle mit Eiern hergestellten sowie nicht vollständig durchgegarte Speisen – dazu gehören auch Salate und Rohkost. Der Klassiker für den Tropenaufenthalt gilt inzwischen auch bei uns, wenn die Zutaten nicht aus dem eigenen Garten kommen: »Peel it, cook it or forget it« (»schälen, kochen oder sein lassen«)!

Der beste Schutz vor den Keimen meist fäkalen Ursprungs ist die sorgfältige häusliche Zubereitung von Mahlzeiten. Zwei Drittel der Lebensmittelinfektionen werden nämlich außer Haus erworben.[179] Als Faustregel kann gelten: je höherwertig die Anbieter, desto geringer das Risiko für kontaminiertes Essen. Mahlzeiten, die vorrangig kostengünstig und schnell sein sollen (Gemeinschaftseinrichtungen, Imbissbuden, Schnellrestaurants), bergen immer eine höhere Gefahr, dass an Zutaten und qualifiziertem Personal gespart wird. Fleisch sollte man unabhängig von Modetrends grundsätzlich medium bis well done verzehren. Auch die derzeit so propagierte Sous-vide-Garung tötet Krankheitserreger nicht ab, da die Temperatur oft unter 60 °C bleibt. Hauptquelle für gefährliche Fäkalkeime wie Salmonellen sind aber Eier und Geflügel. Geflügel sollte man überhaupt nur essen, wenn es aus einem bekannten kleinen Zuchtbetrieb kommt. In der Massentierschlachtung finden sich nahezu immer Fäkalkeime.[180] Selbst nach dem Kochen und Durchbraten verbleibt die Oberflächenkontamination durch eingeschleppte Keime in der Küche. Von wegen also »weißes« Fleisch sei gesund! Spiegeleier können hinsichtlich einer Keimabtötung im Dotter erst nach acht Minuten Kochzeit als sicher gelten.[181] Veganer dürfen aber keinesfalls aufatmen, da Fäkalkeime auch bei Gemüse vorkommen können. Ein Teil der jährlichen Neuerkrankungen mit dem Hepatitis-A-Virus geht auf dieses Konto.[182] 50 Menschen starben 2011 in Deutschland an bakteriell kontaminierten Pflanzen.[183]

Sexuelle Aktivitäten erhöhen ungeachtet ihres möglichen Lustgewinns das Risiko für Infektionen durch Mikroorganismen, Pilze und Protozoen. Das Krankheitsspektrum hat sich gegenüber Hufelands Zeit zwar geändert, aber das Risiko bleibt. HIV und Hepatitis stehen heute im Vordergrund sexuell übertragener Infektionskrankheiten. Syphilis und Gonorrhö sind jedoch nie ausgestorben, nur inzwischen gut behandelbar. Bestimmte Papillomviren werden auch für einen Teil der Fälle von Gebärmutterhalskrebs verantwortlich gemacht. Der One-Night-Stand kann nicht nur unerwünschte Abhängigkeiten und Zahlungen, sondern auch chronische Krankheiten und Tod nach sich ziehen. Es ist also weiterhin empfehlenswert, seinen Partner möglichst gut zu kennen. Hufelands Tiraden gegen sexuelle Ausschweifungen erscheinen uns heute vielleicht übertrieben, überholt sind seine Ausführungen aber nicht. Vorbeugung ist auf jeden Fall unschädlicher als die Behandlung mit Antibiotika.

Mikroorganismen ausgesetzt zu sein ist aber – vor allem in der Kindheit – kein Faktor, der grundsätzlich ein langes Leben bedroht, sondern im Gegenteil zu befördern scheint![184] Die heutigen »Geißeln« der Industrieländer – Herzinfarkte, Schlaganfälle, Krebs und sogenannte Autoimmunerkrankungen – stehen in einem umgekehrten Zusammenhang mit der Mikrobenvielfalt in unserem Körper, dem Befall mit Parasiten, Bakterien und Viren. Je weniger wir diesen infektiösen Krankheitserregern in unserer künstlicher gewordenen Welt unterworfen sind, desto häufiger sind unsere Zivilisationskrankheiten geworden. Dies könnte auch ein Grund für die Zunahme sehr alter Menschen in unseren Gesellschaften sein, da diese in ihrer Kindheit noch infektiösere Bedingungen und Zeiten des Mangels bewältigen mussten. Ohne dieses Training für das Immunsystem werden unsere Wohlstandsgenerationen diese Alter vermutlich nicht mehr erreichen. Gerade auch, weil die Biodiversität unserer mikrobiellen Mitbewohner durch unsere Lebensweise dank Antibiotika, Konservierungsstoffen und Desinfektionsmitteln immer stärker abnimmt.[185] Wer Freunde in und auf sich verliert, wird kürzer leben.

Verhütung eines gewaltsamen Todes

Was würde Immunität gegen Alterungsprozesse nützen, wenn man vorzeitig gewaltsam umkommt? Niemand kann ausschließen, zur falschen Zeit am falschen Ort zu sein. Allerdings lohnt es sich, Risikoabwägungen vorzunehmen, um zu vermeiden, Opfer eines Unfalls oder Verbrechens zu werden. Ein gewaltsamer Tod ist trotz unserer Friedenszeit keine Rarität. Mit der zunehmenden Präsenz von Mord und Totschlag in den Medien und seit der unkontrollierten Zuwanderung von Menschen aus Staaten mit Faustrecht und Blutrache gehören barbarische Gewalttaten zu unserem Alltag. Da wahrscheinlich nur jeder zweite Todesfall durch eine Gewalteinwirkung nachgewiesen wird, muss man annehmen, dass etwa jeder zwölfte Todesfall auf eine Gewalteinwirkung zurückgeht.[186]

Es ist immer gut, in konfliktarmen sozialen Beziehungen zu leben und keine Todfeinde zu haben. Hat man mit affektiv gestörten Personen zu tun, ist Deeskalierung angesagt und man sollte diese Menschen nicht emotional erniedrigen. Der eigene Gesichtsverlust kann lebensrettend wirken. Inzwischen geschehen Dutzende von Messerangriffen pro Tag – allein in Berlin täglich sieben offiziell registrierte Attacken.[187] Körperliche Fitness und Selbstverteidigungsstrategien sind umso wichtiger, je größer die Stadt ist, in der man lebt. Und es ist empfehlenswert, Zeiten und Orte mit sozialer Enthemmung und erhöhtem Konsum bewusstseinsaktiver Substanzen zu meiden. Das »Hochklappen« der Bürgersteige bei Einbruch der Dunkelheit war zu allen Zeiten eine Überlebensversicherung. Hufelands Einschätzung, dass Kleinstädte sicherer als Großstädte sind, gilt auch heute unverändert.

Als Verkehrsteilnehmer – ob in einem Fahrzeug, auf einem Zweirad oder zu Fuß – steigt das Verletzungs- und Sterberisiko sprunghaft an. Daher ist es ratsam, sich *jede* Verkehrsteilnahme bewusst zu machen und die Zeiten der Straßennutzung ins Kalkül zu ziehen: Die höchsten Risiken für Unfälle und Verkehrstod bestehen nämlich in den Berufspendlerzeiten am Morgen und späten Nachmittag/Abend vor allem an Freitagen sowie nachts an Wochenenden.[188] An alkohol- und drogenträchtigen Feiertagen schützt der Rückzug ins Private mit höherer Wahrscheinlichkeit vor Unfall und Tod als an anderen Tagen. Nach Unfallstatistiken geht fast die Hälfte der tödlichen Verkehrsunfälle auf Missachtungen der Vorfahrt oder überhöhte Geschwindigkeit zurück.[189] Hohe Geschwindigkeiten belasten also nicht nur die Luft überproportional mit Emissionen, sondern steigern auch das Unfallrisiko exponentiell – ohne verwertbaren Zeitvorteil.

Viele Verkehrsunfälle könnten auch vermieden werden, wenn man während des Fahrens *immer* konzentriert wäre. Ablenkung spielt bei 11 Prozent der Autounfälle mit hohem Sachschaden in Deutschland eine Rolle.[190] Damit ist dieser Faktor inzwischen sogar bedeutsamer als Alkohol, der bei 9 Prozent der Unfälle ursächlich ist. Häufigster Ablenkungsgrund ist das Handy, aber zunehmend sind es ebenso automatische Warnhinweise und umständliche Bedienungen von Bordcomputern und Audioanlagen. Schon so mancher Smartphone-Junkie hat die Missachtung seines Umfelds mit dem Verkehrstod bezahlt. Im Zeitalter von Monitoren und Smartphones ist die Empfehlung des Kutschenreisenden Hufeland daher ratsamer denn je, »so oft es seyn kann, sich der künstlichen und abstracten Welt zu entziehen, und alle Sinne den wohlthätigen Einflüssen der Natur zu öfnen«.[191]

Spätestens seit mehrmals am Tag Lkws aufgrund unachtsamer und fahrlässig eng auffahrender Fahrzeugführer und abgeschalteter Notbremsassistenten in Stauenden krachen[192], sollte man bei stockendem Verkehr auf Autobahnen die rechte Spur meiden. Außerdem gilt: Je mehr schwere Pkws auf den Straßen unterwegs sind, umso schlechter sind die Karten bei einem Unfall, wenn man in einem Kleinwagen sitzt. Bei hoher SUV-Dichte ist man selbst sicherer in einem SUV trotz des höheren Überschlagsrisikos, da die Umwandlung der kinetischen Energie den kleineren Wagen immer stärker deformiert.[193] Höchstes Risikobewusstsein fordern auf jeden Fall zwei Räder: Trotz der vergleichsweise geringen Zahl an Fahrten und einem Anteil von nur 5 Prozent an den Unfällen stirbt fast jeder dritte Verkehrstote auf zwei Rädern.[194] Das Risiko für junge Verkehrsteilnehmer ist dabei doppelt so hoch wie beim Durchschnitt: »Ein ungeübtes Gehirn ist schädlicher für die Gesundheit als ein ungeübter Körper.«[195]

Private tödliche Unfälle in der Freizeit und im Haushalt sind inzwischen 20-mal so häufig wie Unfälle am Arbeitsplatz und auf dem Arbeitsweg.[196] Daher ist es ratsam, berufliche Sicherheitsstandards auf den privaten Bereich zu übertragen und »Learning by doing« ohne Anleitung nicht überzustrapazieren. Wesentliche Gründe für die geringe Unfallfrequenz am Arbeitsplatz sind aber auch das Alkoholverbot und das niedrigere Lebensalter Berufstätiger. Die häufigsten Unfälle sind nämlich Stürze ohne Fremdeinwirkung im Alter. Dabei ist nicht nur mangelnde Vorsicht kausal, sondern häufig sind Substanzen maßgeblich, die die Reaktionsfähigkeit des Betroffenen beeinträchtigen: Alkohol, aber auch viele Medikamente.[197] Ganz oben auf der Liste stehen: Blutdrucksenker, die das Sturzrisiko um fast 50 Prozent erhöhen.[198] Dazu kommen noch Psychopharmaka und unerwünschte Wechselwirkungen bei gleichzeitiger Einnahme mehrerer Medikamente und abnehmender Nierenleistung im Alter.

Und wer jenseits von 60 Lebensjahren fällt, der fällt meist ungeschickter, sodass die Folgen schwerwiegender werden. Inzwischen leben in Deutschland mehr als 700 000 Menschen über 90 Jahren.[199] Der Verlust an Muskelmasse und die verminderte Knochenfestigkeit bedingen häufigere Brüche. Verschlimmert werden die Unfallfolgen noch durch Medikationen, die die Blutgerinnung vermindern und ausgedehnte Blutungen verursachen. Verlässliche Statistiken hierzu gibt es nicht. Neben dem Verzicht auf Alkohol und Medikamente ist es ratsam, durch Gymnastik, isometrisches Training und Dehnübungen eine gewisse körperliche Fitness zu erhalten, um Stürze glimpflicher enden zu lassen. Der Rollator ist allenfalls kurzzeitig als Gehunterstützung sinnvoll. Gangunsicherheit, die die Rollatornutzung veranlasst, ist oft Folge von Medikamenten (am häufigsten zur Blutdrucksenkung). Es sollte dann immer die Medikation beendet werden, um die Ursache zu beseitigen. Denn die Gewöhnung an einen Rollator lässt im Gegensatz zu Gehstöcken den Gleichgewichtssinn verkümmern, wodurch das Sturzrisiko steigt. Wer schlecht sieht, sollte zudem Unternehmungen nicht in Zeiten legen, in denen die Wahrnehmungsfähigkeit vermindert ist (Dunkelheit, Nebel).

Das freiwillige Ausscheiden aus dem Leben gehört natürlich nur hierher, wenn es nicht bei klarem Bewusstsein geschieht. Man sollte alle Zustände vermeiden, in denen das logische und vorausschauende Denken eingeschränkt ist, und keine Handlungen im Affekt ausführen. Es sind aber nicht nur Alkohol

und Drogen, die für ein selbst verschuldetes Ableben sorgen,
sondern auch Medikamente, von denen man besser die Finger
lässt. Die häufigsten Antidepressiva (sogenannte Serotonin-
Wiederaufnahmehemmer) erhöhen das Suizidrisiko in den
ersten Monaten nach Therapiebeginn, insbesondere bei jüngeren
Menschen.[200]

Vermeiden von Krankheit und Tod durch den Beruf

War die Berufstätigkeit über Jahrtausende eine der Hauptursa-
chen für ein vorzeitiges Ableben, trifft dies in den Industrieländern heute nicht mehr zu. Unter der Annahme, dass ein Voll-
zeitbeschäftigter etwa 25 Prozent seiner wachen Lebenszeit in
Ausbildungseinrichtungen und an Arbeitsplätzen verbringt,
müssten gemessen an der Freizeit bei gleichem Risiko eigentlich
5000 Todesfälle passieren. Tatsächlich kommt es aber jährlich
nur zu etwa 500 tödlichen Arbeitsunfällen (vgl. Abbildung 4).
Das Unfallrisiko ist durch Sicherheitsvorschriften und die Verla-
gerung von Tätigkeiten mit körperlichen Beanspruchungen hin
zu Steuerung, Überwachung und Administration sowieso stark
verringert. Der Arbeitsplatz ist für die meisten Menschen heute ein Schutzfaktor. Dennoch bergen einige Berufe weiterhin
ein hohes Krankheits- oder Unfallrisiko, wenn Giftstoffe, Feinstaub, Krankheitserreger und unfallträchtige Situationen zum
Alltag gehören. Wer tierische Produkte verarbeitet, ist für zahlreiche schwerwiegende und tödliche Erkrankungen gefährdet.[201]
[202] Nachtschichten verursachen Schlafstörungen und beeinträchtigen zirkadiane Körperzyklen. Die Risiken für Diabetes, Übergewicht und eine koronare Herzerkrankung erhöhen sich dadurch.[203] Flugpersonal hat ein gesteigertes Risiko für zahlreiche
Krebserkrankungen.[204]

Chronische Schädigungen durch Lärm, Erschütterungen, Gifte oder Strahlungen am Arbeitsplatz sind heute relevanter als
das Unfallrisiko. Mindestens doppelt so viele Menschen sterben
an Berufskrankheiten wie an Arbeits- und Wegeunfällen.[205] Die

Zahlen haben zwar im Vergleich zur ersten Hälfte des 20. Jahrhunderts stark abgenommen, aber eine weitere Verringerung ist seit etwa 50 Jahren nicht mehr erkennbar. Von den 15 000 bis 20 000 anerkannten Berufskrankheiten pro Jahr machen potenziell tödliche Erkrankungen immerhin etwa ein Drittel aus. Jährlich sterben 2500 bis 3000 Menschen daran. Dies will bei der Berufswahl bedacht werden. Aber auch Büroarbeitsplätze gefährden trotz eines minimalen Unfallrisikos die Gesundheit. Bewegungsarmes Sitzen vor Monitoren in geschlossenen Räumen mit abgestandener oder klimatisierter Luft verkürzt das Leben, sorgt man in Arbeitspausen und Freizeit nicht für einen Ausgleich.

Verhaltensgrundsätze kompakt

- Versuchen Sie, jeden Tag so zu leben, dass Sie mit sich zufrieden sind.
- Versuchen Sie, jeden Tag zwischenmenschliche Spannungen auszuräumen.
- Deeskalieren Sie die Situation bei zwischenmenschlichen Konflikten.
- Seien Sie sich der erhöhten Gefahren bei Veranstaltungen, Menschenansammlungen sowie nachts in Ausgehvierteln bewusst.
- Beobachten Sie Ihre Umgebung, wenn Sie unterwegs sind, und verzichten Sie auf Ablenkungen durch ein Smartphone außer Haus.
- Ein kurzer Weg zur Arbeit reduziert viele lebensverkürzende Faktoren.
- Sparen Sie nicht am Schlaf und nehmen Sie Schlafstörungen nicht auf die leichte Schulter.
- Seien Sie sich für keine körperliche Betätigung zu schade. Jede Bewegung trainiert die Muskulatur.
- Vermeiden Sie chronische Lärmbelastungen – notfalls durch einen Umzug.
- Seien Sie sich immer bewusst, dass Hand- und Körperkontakte vor allem in der kühlen Jahreszeit ein Infektionsrisiko darstellen.
- Händewaschen vor dem Essen und nach Außenkontakten ist aus der Mode gekommen, aber immer noch zur Infektionsverhütung sinnvoll.

Gebrauch von Medizin

Präventive Maßnahmen

In der öffentlichen Wahrnehmung wird der Medizin für eine Prävention von Krankheiten und damit das Erreichen eines höheren Lebensalters ein immer größerer Stellenwert eingeräumt. Durch fälschlicherweise oft »Vorsorge« genanntes Screening zur Früherkennung von Krankheiten ist die Gesamtsterblichkeit jedoch in keinem Land gesunken.[206] Warum? Einerseits verkürzen Tumore im höheren Alter oft das Leben gar nicht, weil die Betroffenen vorher an anderen Erkrankungen sterben (zum Beispiel Prostatakarzinom).[207] Andererseits sinken die Überlebenschancen bei einer späteren Diagnose, wenn schon Symptome vorliegen, nicht unbedingt.[208] Die Sterblichkeit sinkt nur scheinbar durch Früherkennung, da die Zahl bösartiger Befunde durch Überdiagnosen (fraglich bösartige Veränderungen) steigt.[209] Für jede zufällige Entdeckung eines lebensbedrohlichen Befundes werden bei jedem Screening viele unzutreffend verdächtige Befunde erhoben, die zu Verunsicherungen, unnötigen Eingriffen und Übertherapien führen.[210] So segensreich ein Zufallsbefund im Einzelfall sein kann, so nachteilig ist der Gesamtsaldo. Allenfalls für Screening-Maßnahmen bei stark erhöhten Erkrankungsrisiken sind positive Effekte möglich.[211] Da in Deutschland aber versäumt wurde, vor der Einführung von Screening-Tests Zahlen über Sterblichkeitsraten zu erheben, die einen Vergleich möglich machen, wird hierzulande der Nutzen nie belegt, aber auch nicht widerlegt werden können ...

Und wie verhält es sich mit der wirklichen Verhütung von Krankheiten durch Medizin? Gibt es präventive Medikamente gegen nicht infektiöse Krankheiten? Diese Substanzen existieren entweder gar nicht (Krebs, Rheuma), ihre Wirkung wird mit erhöhten Risiken für andere Krankheiten erkauft (Herzinfarkt,

Schlaganfall) oder sie nützen weniger als nebenwirkungsfreie Veränderungen der Lebensführung (Diabetes mellitus).[212] Für die prophylaktische Einnahme von Cholesterin- oder Blutdrucksenkern und Azetylsalizylsäure (ASS) spricht ohne bestimmte Erkrankungen keinerlei Gewissheit, dass dies längere Gesundheit verspricht.[213] Zwar schlucken Millionen von Menschen täglich Cholesterinsenker, um Herzinfarkte und Schlaganfälle zu verhindern, aber Cholesterin hat kausal überhaupt nichts mit Arterienverschlüssen zu tun. Die Wahrscheinlichkeit, bei Langzeiteinnahme dieser sogenannten Statine einen Diabetes zu bekommen, ist jedenfalls genauso hoch wie die Aussicht, einen Herzinfarkt zu verhüten.[214] Bestenfalls einer von 100 Betroffenen, die die Substanz jahrelang schlucken, könnte davon profitieren.[215] Da negative Effekte auf den Cholesterinstoffwechsel im Gehirn bei Langzeiteinnahme aber plausibel sind,[216] gibt es keinen Grund, Statine zu konsumieren.[217]

Wer seinen Blutdruck medikamentös bei systolischen Druckwerten von 120 mmHg hält, verringert zwar möglicherweise einen Schlaganfall oder Herzinfarkt, er wird aber häufiger an anderen Erkrankungen (Nierenversagen, Elektrolytentgleisungen) sterben.[218] Und das Sturzrisiko steigt um fast 50 Prozent.[219] Auch für eine prophylaktische Hemmung der Blutgerinnung ist nur belegt, dass es zu weniger Arterienverschlüssen kommt. Dafür akzeptiert man ein erhöhtes Risiko für schwere Blutungen mit und ohne Trauma. Selbst für den schwachen Gerinnungshemmer ASS übersteigen die Risiken den Nutzen.[220] Bei jeder Einnahme handelt es sich um eine Lotterie, bei der man vielleicht die Todesart ändert, aber nicht das Leben verlängert.

Studien, die eine geringere Krebshäufigkeit und ein längeres Überleben für das blutzuckersenkende Metformin, das schon als »Aspirin des 21. Jahrhunderts« ausgerufen wurde[221], belegen wollen, sind mit größter Vorsicht zu genießen. Eine immer wieder beschworene positive Auswirkung auf das Mikrobiom im Darm ist unbewiesen.[222] Gleiches gilt für den Hype um Substanzen, die unsere Biochemie langlebiger machen und das Krebsrisiko verringern sollen. Das immunsuppressive Rapamycin (Sirolimus) und analoge Substanzen (sogenannte Rapaloga) haben zwar das Leben von Mäusen verlängert,[223] aber auf Menschen sind die Ergebnisse nicht übertragbar. Plausibel sind Verzögerungen der zellulären Alterung nur um den Preis einer erhöhten Infektionsanfälligkeit. Mehr körperliche Bewegung und eine »gesunde« Ernährung verhindern einen Diabetes mellitus und andere Krankheiten dagegen wirksamer als präventive Medikamente.[224]

Wenn Medikamente bei vorbeugender Gabe überhaupt einzelnen Menschen nützen, müssen immer viele Dutzend oder oft mehrere Hunderte symptomfreie Menschen behandelt werden, damit rechnerisch *einer* profitiert. Medikamente gegen erhöhte Blutfette und Herzrhythmusstörungen haben schon so manchen plötzlichen Herztod verursacht.[225] [226] Und trotz jahrzehntelanger Forschungen gibt es bis heute keine Substanzen, die eine Demenz im Alter verhindern.[227] Alle Medikamente, die in den letzten Jahrzehnten als Garanten für ein gesünderes und längeres Leben propagiert wurden, können die Verheißungen nicht einlösen. Wer sich gerne Produktinnovationen mit neuartigem Präventionspotenzial gönnt, sollte sich immer bewusst sein, dass so manche schwerwiegende oder tödliche Nebenwirkung erst nach jahrelangen Verordnungen auffällt. Zwar sind zahlreiche Medikamente aus Naturprodukten extrahiert oder abgeleitet worden, allerdings belegen Vergleichsstudien, dass die isolierte Reinsubstanz keinesfalls besser wirkt als im natürlichen Verbund. Azetylsalizylsäure wirkt nicht stärker als die Salizylate in Gemüsen wie Kohl und Koffein in Tablettenform nicht besser als im Kaffee.[228] Es gibt keine vorbeugende Behandlung, die so risikoarm und gleichzeitig so wirksam wäre, dass sie zu empfehlen wäre.

Prophylaktische Operationsangebote sind bisher im Portfolio der Medizin noch in der Minderzahl – aber die Tendenz ist steigend: Entfernung von Organen, die nicht lebensnotwendig sind, zur Verhütung eines Krebstods oder Bypässe und Gefäßstents, um einem Herz- oder Hirninfarkt zuvorzukommen. Die Ergebnisse der Durchblutungsförderung am Herzen stehen jedoch in krassem Widerspruch zu den Resultaten. Innerhalb von sechs Monaten nach einer Bypassanlage treten nicht weniger Herzinfarkte auf und es sterben nicht weniger Menschen als unter den Patienten auf der Warteliste für eine Bypassoperation.[229] Auch eine Aufdehnung eingeengter Herzkranzarterien bei einer Angina pectoris ist einer Scheinbehandlung nicht überlegen.[230] Im Langzeitverlauf sind im Gegenteil sogar mehr Todesfälle durch Stentkomplikationen und die damit verbundene aggressivere Hemmung der Blutgerinnung wahrscheinlich. In Italien, das bei vergleichbarer Altersstruktur nur 40 Prozent dieser Eingriffe gegenüber Deutschland ausweist, sterben weniger Menschen an einem Herzinfarkt.[231] Und auch wenn hirnversorgende Arterien höhergradige Verengungen aufweisen, ohne dass Symptome bestehen, sind die Risiken für die Wiederherstellung des Gefäßlumens größer als das Schlaganfallrisiko.[232] Die allmähliche Ausbildung von Umgehungskreisläufen durch Selbstheilungsmechanismen ist also genauso effektiv.

Bei der Gewebeentfernung zur Krebsprophylaxe beginnt das Problem schon mit der Auswahl der Risikogruppen: Ist eine Entfernung des gesamten Dickdarms für Menschen mit chronisch entzündlichen Darmerkrankungen oder der weiblichen Brüste bei einer genetischen Risikokonstellation wirklich sinnvoll? Die erhöhte Rate von Dickdarmkrebs bei Menschen mit chronisch entzündlichen Darmerkrankungen hat ihre Ursache weniger in den Grunderkrankungen, sondern in der langjährigen medikamentösen Unterdrückung des Immunsystems und wahrscheinlich auch den häufigen Antibiotikaverordnungen. Unterbleiben diese lediglich symptomunterdrückenden, aber unheilsamen Behandlungen, ist eine Dickdarmentfernung mit all ihren Risiken und Einschränkungen der Lebensqualität wohl selten nötig. Beim Brustkrebs wurde mit den angeblichen Risikogenen BRCA1 und -2 (BReast CAncer early onset 1 und 2

= Tumorsuppressorgene gegen Brustkrebs) ein medienwirksamer Hype entfacht, der viele glauben ließ, dass dieser Krebs genetisch fixiert sei. Doch nicht einmal 10 Prozent der Krebsformen können als familiär bedingt gelten und davon besteht auch nur bei einem Fünftel überhaupt eine Beziehung zu den BRCA-Genen.[233] Für die Behandlungsergebnisse und das Überleben von Patientinnen mit Brustkrebs ist es ohne Bedeutung, ob diese Genmutationen vorliegen.[234] Die meisten Untersuchungen zu den BRCA-Genen erfolgten an Familien mit häufigem Auftreten von Krebserkrankungen, sodass bei Gleichheit anderer Gene und der Umwelteinflüsse die Risiken für diese Genmutationen überschätzt sind.[235] Die Operationsrisiken übersteigen auch für Risikogruppen auf jeden Fall den spekulativen Nutzen. Der Verzicht auf weibliche Geschlechtshormone als »Hormonersatztherapie« reduziert dagegen das Brustkrebsrisiko wirklich.[236]

Paradigma für eine Krankheitsvermeidung und eine größere Chance auf ein längeres Leben sind Impfungen. Eine vorbeugende lebenslange Immunisierung gegen potenziell tödliche Virus- und Bakterieninfektionen? Schön wäre es! Bei fast allen Krankheiten auf der Empfehlungsliste handelt es sich nämlich um seltene und meist harmlos verlaufende Krankheiten. Weder Masern, Mumps noch Röteln sind durch Impfungen zurückgedrängt worden – sie nahmen bereits vorher ab.[237] Masern, an denen zu Hufelands Zeit noch reihenweise Kinder starben, beschränken sich inzwischen in Deutschland auf einige Hundert Fälle pro Jahr[238] und die Sterberate kann in Industrieländern mit einem Todesfall alle fünf bis zehn Jahre angenommen werden.[239] [240] Wundstarrkrampf (Tetanus), der zwar öfter tödlich verlaufen kann, ist mit jährlich weniger als fünf Erkrankungen eine Rarität und tritt fast ausschließlich bei alten Menschen mit Diabetes auf.[241] [242] Seit 1980 ist in Deutschland nur ein einziger Mensch unter 35 Jahren an Tetanus gestorben.[243] Zeckenstiche sind zwar im Sommer sehr häufig, aber selbst in den süddeutschen Risikogebieten kommt es pro Jahr nur zu wenigen Hundert gesicherten Erkrankungsfällen mit dem Erreger der Frühsommer-Meningoenzephalitis (FSME) bei zigmillionen Stichen.[244] Weniger als 1 Prozent der Zecken übertragen den Erreger[245] und bis zu 95 Prozent der Infizierten haben keine oder nur geringe grippale Krankheitssymptome.[246] Schwere Verläufe sind sehr selten und im Durchschnitt stirbt ein Mensch pro Jahr.[247] Gegen die zahlreichen anderen Viren und Mikroorganismen, mit denen Zecken infiziert sein können, schützt die FSME-Impfung ohnehin nicht. Die jährlichen Grippeepidemien bedrohen also das Leben weit mehr, ohne dass verlässliche Immunisierungen zur Verfügung stehen![248] In der Saison 2017/18 starben bei offiziell 333 567 Grippeerkrankungen mindestens 1665 Menschen.[249]

Für die einzige Impfung zur Vorbeugung gegen eine Krebserkrankung, die HPV-Impfung gegen Gebärmutterhalskrebs, fehlt der Beweis, überhaupt bösartige Tumore zu verhindern. Gesichert ist lediglich, dass 90 Prozent der HPV-Infektionen spontan ausheilen, zu Genitalwarzen und möglichen »Vorstufen« von Krebszellen führen können.[250] [251] Die hypothetische Verminderung eines Krebsrisiko wird hier als Impferfolg ausgegeben, was nicht gleichzusetzen ist mit einer tatsächlichen Prävention! Einige Todesfälle bei gesunden Mädchen kurz nach der Impfung sind dabei unklar.[252] Dennoch wird die Impfung bei neun- bis 14-jährigen Mädchen und neuerdings auch für Jungs (!) propagiert. Gebärmutterhalskrebs gehört ohnehin zu den seltenen Tumoren (1 Prozent der bösartigen Neubildungen[253]) und nur ein Viertel dieser Fälle kann überhaupt in Zusammenhang mit den HP-Viren gebracht werden. [254] Von den jährlich etwa 1500 Todesfällen durch Gebärmutterhalskrebs ließen sich selbst durch eine Impfung der gesamten Bevölkerung – so sie denn überhaupt wirksam wäre – bestenfalls circa 400 Tote verhindern. Für die anderen 99,75 Prozent der Krebserkrankungen gibt es nicht einmal fragwürdige Impfungen.

Der Nutzen jeder Impfung ist hypothetisch, da niemand vorhersagen kann, ob man andernfalls tatsächlich krank geworden wäre. In unseren Breiten sind aber alle Krankheitsbilder, gegen die geimpft wird, so selten und nur in der Minderheit der Fälle so schwerwiegend, dass der Nutzen die Impfrisiken überwiegen könnte. Entsprechend untermauern in den Industrieländern keinerlei Daten einen Überlebensvorteil oder eine höhere Lebenserwartung.[255] Nur bei 7 Prozent der tödlich verlaufenden Infektionen bei Kindern in Europa entsprach deren Impfschutz nicht den aktuellen Empfehlungen der Länder.[256] Impfungen senken also keineswegs die Sterberate! Als Prophylaxe gegen eine schwere Erkrankung oder ein vorzeitiges Ableben taugen sie bestenfalls für Risikogruppen (Immunschwäche) und in Situationen mit einem stark erhöhten Erkrankungsrisiko für neue Erreger (Urlaubsgebiete). Da immerhin einige Tausend Fälle von Impfkrankheiten pro Jahr gemeldet werden[257] und Langzeiteffekte auf das Immunsystem unklar sind, gehören Impfungen sicher nicht zum Portfolio lebensverlängernder Maßnahmen.

Mit der wissenschaftlichen Evidenz aller Impfungen ist es ohnehin nicht weit her. Die Einführung erfolgt jeweils ohne umfassende, ausreichend lange Vergleichsstudien gegenüber unbehandelten Kontrollgruppen innerhalb derselben Bevölkerung. Aussagekräftige Vorher-nachher-Vergleiche gibt es in der Regel nicht, da die Diagnosekriterien nach Einführung der Impfungen oft enger gefasst wurden und vor der Einführung auch andere Krankheiten fälschlicherweise der zu impfenden Erkrankung zugerechnet wurden (zum Beispiel bei der Poliomyelitis).[258] Impfungen hat man auch immer in Zeiten steigenden Wohlstands vorgeschrieben, sodass eine Abnahme von Erkrankungen ebenso allein durch die besseren Verhältnisse erklärbar wäre. Dennoch wird für alle Impfungen die Drohkulisse aufgebaut, dass neue Epidemien bevorstünden, sollte die Durchimpfung der Bevölkerung abnehmen. Bewiesen wurde dies allerdings nie. Im Gegenteil, als die Pockenimpfungen in Europa nach dem Zweiten Weltkrieg wegen schwerer Nebenwirkungen eingestellt werden mussten, blieben Epidemien aus. Auch in

Gebieten mit einer hohen Zahl an Impfverweigerern (etwa in Berlin, Prenzlauer Berg) häufen sich die Erkrankungen nicht. Das irrationale Angstszenario ist fixer Bestandteil der Impfideologie wie auch jedes prophylaktischen Behandlungsangebotes. Kein Wunder, wenn Veranstaltungen, die vorgeben, wissenschaftlich über den Impfnutzen aufzuklären, von allen Impfstoffherstellern sogar mit kostenlosem Essen gesponsert werden.[259]

Man kann keine Risiken senken, ohne dadurch neue einzugehen, die oft größer sind. Bei einer Dezimierung oder Ausrottung eines Krankheitserregers droht immer ein höheres Risiko für andere Krankheiten, wenn die Erkrankung, gegen die geimpft wird, auch einen Schutzfaktor gegen ein anderes Leiden beinhaltet.[260] Wer eine Hepatitis A hat, wird kaum die wesentlich gefährlichere Hepatitis C bekommen. Allergische und neurologische Erkrankungen, aber auch Nebenhöhlen- und Mittelohrentzündungen sind bei geimpften Kindern häufiger als bei ungeimpften.[261] Allein schon zahlreiche nicht biokompatible und nicht abbaubare Fremdsubstanzen (Aluminium, Quecksilber, Eisenverbindungen, Uran), die sich großenteils undeklariert in Impfstoffen befinden, müssen Vorbehalte hervorrufen.[262] Und dann werden für Scheinimpfungen in Vergleichsgruppen noch pharmakologisch aktive Substanzen in die Haut eingeritzt und Nebenwirkungen provoziert, die unerwünschte Effekte des Impfstoffes verschleiern, weil diese dann auch in der Kontrollgruppe häufiger auftreten.[263]

Die universelle tägliche Pille zum Glück wie das »Soma« in Aldous Huxleys Buch *Schöne neue Welt* oder das lebensverlängernde Substanzgemisch als Tagesdosis gibt es bis heute nicht. Gleichwohl entscheiden sich nicht wenige Menschen als Wohlfühlfaktor für tägliche Psychopharmaka. Bei regelmäßiger Einnahme ist da jedoch eines sicher – das Leben wird verkürzt. Plötzliche Todesfälle durch Herzversagen sind unter Psychopharmaka deutlich erhöht. Antipsychotika: 3-faches Risiko. Trizyklische Antidepressiva: 1,7-faches Risiko.[264] Neuroleptika (Antipsychotika) bedingen dauerhafte

Gehirnschäden, und amphetaminähnliche Medikamente greifen das Herz an und können manisch-depressive Erkrankungen auslösen.[265] Antidepressiva vom Typ der Serotonin-Wiederaufnahmehemmer haben zusammen mit Betablockern und ACE-Hemmern zur Blutdrucksenkung sowie Schmerzmitteln die höchsten Raten unerwünschter Wirkungen. Glücksgefühle und innere Ruhe durch eigene Aktivitäten schaffen dagegen nachhaltiges Wohlbefinden ohne Nebenwirkungen.

In der Alternativmedizin schreckt man vor der präventiven Gabe von Medikamenten oder Nahrungsergänzungsmitteln ohne nachgewiesene Wirkung und Unbedenklichkeit ebenfalls nicht zurück. Auch hier gilt: Bei einer gesunden Ernährung mit Perioden einer Nahrungskarenz zur Vermeidung von Übergewicht verlangsamen zusätzliche Substanzen weder Alterungsprozesse noch schützen sie vor Krankheiten. Würden Radikalfänger wie Vitamin C oder E das Leben verlängern, hätten in der Evolution langlebige Spezies mehr davon gespeichert. Evidenzfrei ist ebenfalls eine vermeintliche Prävention von Herz- und Gefäßkrankheiten durch Nitrate, die bereits in der Sport- und Fitnessszene als Geheimtipp für ein »Bio-Doping« gehandelt werden.[266] Konzentrate aus Roter Bete, Ginseng oder bestimmten Aminosäuren könnten angeblich durch eine Erhöhung der Bioverfügbarkeit von Stickstoffmonoxid Durchblutung und Nährstoffversorgung der Muskulatur verbessern und den Blutdruck senken. Allerdings fehlt auch hier der Nachweis, dass die Effekte wirksamer als beim Verzehr nitratreicher Gemüse (Spinat, Kohlrabi, Sellerie, Blattsalate, Rhabarber) wären.[267]

Eine hoch dosierte Zufuhr synthetischer Natursubstanzen hat noch nie die Gesundheit verbessert, allerdings gerade bei Vitaminen immer wieder zu schweren Gesundheitsschäden geführt (zum Beispiel Nierenversagen bei Vitamin D). Einen wirklichen Mangel an Vitamin D kann es bei uns gar nicht geben, da dieses vom Körper selbst erzeugt wird und damit definitionsgemäß gar kein Vitamin ist. Einen Mangel gibt es nur, wenn zu wenig Sonnenlicht auf die Haut trifft (Heimbewohner,

Vollverschleierung), sodass die Umwandlung in die aktiven Formen nicht stattfindet. Es gibt, keine prophylaktischen Manipulationen von Lebensmitteln und keine Zusatzstoffe mit gesichertem Langzeitnutzen und Unbedenklichkeit. Dies gilt selbst für eine Fluoridierung des Trinkwassers zum Zahnerhalt oder eine Salzjodierung außerhalb von tatsächlichen Mangelregionen.[268] Überall, wo Nahrungsergänzungen zur Verhütung von Defiziten beschworen werden, lauern kommerzielle Interessen. Sinnvoll sind wohl natürliche Hausmittel sowie Entspannungs- und Bewegungstechniken wie Yoga oder Tai-Chi, die aber keine Medizin im engeren Sinne darstellen.

Kurative Behandlungen

Angesichts eines stetig zunehmenden Medikamentenkonsums und einer Ausweitung chirurgischer Körperverletzungen bei gleichzeitigem Anstieg der Lebenserwartung könnte man durchaus eine kausale Beziehung vermuten. Tatsächlich fehlt der Mehrzahl ärztlicher Behandlungen aber eine Evidenz, Krankheiten zu heilen oder den Tod hinauszuzögern.[269] Nicht einmal 1 Prozent der verfügbaren Medikamente gilt als notwendig.[270] Wer als Diabetiker seine Blutzuckerwerte medikamentös normalisiert, reduziert sein Risiko zu sterben nicht. Im Gegenteil, dieses erhöht sich sogar um 20 Prozent.[271] Jahrzehntelang »alternativlose« Maßnahmen wie Gefäßstents, Gelenkspiegelungen oder orthopädische Operationen sind selten wirksamer als Scheinbehandlungen.[272] [273] In der Hälfte der Studien waren Scheineingriffe vorschriftsmäßigen Operationen nicht unterlegen und noch in einem weiteren Viertel besserte sich der Zustand.[274] Selbstheilungs- und Gewöhnungsmechanismen funktionieren also nicht schlechter und noch dazu ohne Schädigungspotenzial.

Je notwendiger heilende Behandlungen im Alter wären, desto schlechter wird das Verhältnis zwischen Nutzen und Risiko schulmedizinischer Maßnahmen. Bei über 60-Jährigen erhöhen sich teilweise fatale Nebenwirkungen mit der gleichzeitigen Einnahme von zwei bis drei Medikamenten um den Faktor 2,7, bei vier bis fünf Medikamenten um den Faktor 9,3 und bei sechs und mehr Medikamenten um den Faktor 13,7.[275] Dies liegt einerseits an den im Alter weniger leistungsfähigen Entgiftungs- und Ausscheidungsprozessen, andererseits daran, dass für die wenigsten Zulassungsstudien Medikamente überhaupt an Menschen über 65 Lebensjahren erprobt werden.[276] Wenn 90- bis 100-jährige Menschen im Durchschnitt sechs Medikamente täglich einnehmen[277], widerspricht dies nicht der Schädlichkeit von Pharmaka; denn diese Quote findet sich bereits bei 70-jährigen[278]. Die sehr alten Menschen nehmen weniger ein als der Durchschnitt – diejenigen mit einem steigenden Medizinkonsum sind vorher schon verstorben. Der Ausspruch des englischen Arztes Thomas Sydenham (1624–1689), dass das Eintreffen eines Spaßmachers in einer Stadt nützlicher für die Gesundheit sei als die Ankunft von 20 mit Medikamenten beladenen Eseln[279], trifft noch mehr auf eine Zeit mit Transport-Gigalinern zu. Nach einer unabhängigen Bewertung brachte über einen Zeitraum von zehn Jahren überhaupt nur 1 Prozent aller neuen Medikamente einen bedeutenden Fortschritt, 17 Prozent waren wegen einer negativen Nutzen-Schaden-Bilanz sogar inakzeptabel.[280]

Auch die wenigsten Operationen ermöglichen ein längeres Leben, insbesondere nicht auf der Zielgeraden. Versterben innerhalb von 30 Tagen nach einer Operation bei uns etwa 2,5 Prozent der Operierten, so leben elf Monate später schon fast 10 Prozent nicht mehr.[281] Das Risiko, an sogenannten Routineeingriffen wie einer Gallenblasenentfernung zu sterben, liegt dabei für Menschen über 65 Lebensjahren 10- bis 30-mal höher als für Menschen im mittleren Lebensalter.[282] Und das ist nur die Spitze des Eisbergs. Alle Operationen beinhalten für ältere Menschen ein sehr hohes Risiko für bleibende Gehirnschäden vorrangig durch die Narkosemittel.[283] 40 Prozent der Operierten über 70 Jahren sind nach einer

Operation verwirrt.[284] [285] Nur bei der Hälfte bildet sich der Zustand komplett zurück – oft verbleiben Gedächtnisdefizite, Schläfrigkeit, Verlangsamungen und Orientierungsstörungen. Einschränkungen, die geeignet sind, das Leben abzukürzen, weil Stürze und Unfälle drohen und man in den eigenen vier Wänden nicht mehr zurechtkommt.

Eine Abstinenz gegenüber schulmedizinischen Behandlungen begründet sich nicht nur mit Operationskomplikationen und schädlichen Medikamentenwirkungen, sondern auch mit der temporären oder dauerhaften Störung physiologischer Vorgänge. Antibiotika etwa sind nur selten bei Infektionskrankheiten unerlässlich. Die Hauptarbeit in der Abwehr krank machender Keime leistet immer unser Immunsystem, zu dem unsere Darmbakterien und -viren gehören. Wird der Körper mit der Infektion fertig, ist eine Antibiotikagabe nicht nur überflüssig, sondern schädigt vielmehr viele unserer nützlichen Mikroben – und das sind 99 Prozent unseres Mikrobioms. Wir beherbergen schließlich mindestens 40-mal mehr Gene von Mikroorganismen als eigene und 8 Prozent unseres Genmaterials entstammt Viren, die sich im Laufe der Evolution in unsere Gene integriert haben.[286] Jede Einnahme von Antibiotika ist also ein Anschlag auf unsere Gesundheit, der meist schlimmer ist als die Infektion. Möglicherweise sogar mit lebensbegrenzenden Dauerfolgen – denn das Risiko für einen Dickdarmkrebs erhöht sich bei häufiger und langzeitiger Antibiotikaeinnahme.[287] Die Ursache könnte auch darin liegen, dass Antioxidantien gegen eine bösartige Zellentartung erst durch Umwandlung von Vorstufen in unserer Nahrung durch bestimmte Darmbakterien entstehen. Unser Mikrobiom bestimmt, was wir aus der Nahrung aufnehmen, unsere Krankheitsanfälligkeit und unsere Lebensdauer. Über die Darm-Hirn-Achse wohl auch unsere Gefühle und unser Denken. Begreifen wir uns als Ökogemeinschaft mit Billionen von Mikroorganismen statt als Einzelpersonen, dann ist klar, dass Antibiotika auf jeden Fall in die Kategorie »Gifte« einzuordnen sind.

Hufeland hatte schon kritisiert, dass die Medizin Krankheiten immer möglichst schnell »wegzuschaffen« gedenkt, unabhängig davon, ob dadurch das Leben verlängert oder verkürzt wird. Ihm war bewusst, dass »manche Krankheiten Verlängerungsmittel des Lebens werden können«[288] und eine Medizin, die darauf abzielt, Symptome zu beseitigen, den Gesundheitszustand verschlechtern muss. Unterdrücken nicht auch heute die meisten Behandlungen lediglich Symptome wie Fieber und Entzündungsreaktionen? Gesundheit und Wohlbefinden beruhen neben der Selbstfürsorge nur dann auf Operationen und Medikamenten, wenn diese gerade im Alter äußerst restriktiv angewandt werden. Nur wenn man sich auf wirklich gesicherte Maßnahmen beschränkt – und das sind maximal 10 Prozent des schulmedizinischen Portfolios – kann die Medizin einen positiven Saldo für Gesundheit und Lebensdauer ausweisen. Dies gilt vornehmlich für die Intensivmedizin bei akuten Krankheitsbildern. Bei chronischen Krankheiten bleiben meist Effekte aus, die über Lebensstiländerungen hinausgehen, und es drohen neue Symptome durch die Behandlungen.

Gebrauch von Schulmedizin kompakt

- Vor jedem Behandlungsversuch sollte man – ausgenommen vitale Notfälle – eine Selbstheilung unterstützen und dieser auch genügend Zeit lassen.
- Ärztliche Behandlungen meiden, wenn emotionaler Druck ausgeübt wird.
- Keine Behandlung ohne Aufklärung über alle Alternativen und den Spontanverlauf einer Erkrankung.
- Elektive Operationen (Operationen ohne aktuelle Symptome) haben nur sehr selten einen Gesundheitsnutzen.
- Medikamente sind oft nicht nötig und ihre Ablaufdaten müssen beachtet werden.
- Die Dosierung von Medikamenten muss dem Gesundheitszustand und der Lebensweise angepasst werden, um eine Über- oder Unterdosierung zu vermeiden.

- Cholesterinsenker braucht nahezu niemand.
- Gerinnungshemmer machen nur bei wenigen Erkrankungen zeitlich befristet Sinn.
- Blutdrucksenker benötigen die wenigsten Menschen und dann auch nur zeitlich befristet, wenn die Ursache ausgeschaltet und das Körpergewicht normalisiert wird.
- Schmerzmittel oder Psychopharmaka sollte man nie länger als eine Woche einnehmen.
- Antibiotika – wenn überhaupt – meist nur drei Tage einnehmen.
- Kortisonpräparate sind nur selten und dann ausschließlich kurzzeitig von Nutzen.

Dem bunten Spektrum alternativmedizinischer Heilverfahren gebricht es noch mehr an Evidenz als der Schulmedizin. Teilweise hohe Patientenzufriedenheiten und Befundbesserungen sollten nicht darüber hinwegtäuschen, dass Homöopathie und Co. bisher nicht unter Beweis stellen konnten, für eine Heilung mehr zu vermögen als Selbstheilung und Hausmittel. Bis Ende 2014 zeigte sich in 59 Prozent der Studien keine Wirksamkeit. Die Mehrzahl der 41 Prozent positiven Anwendungen erfolgte bei nicht tödlichen, selbstlimitierenden Erkrankungen.[289] Oft unterscheiden sich die Therapien dabei nicht von Hausmitteln, zum Beispiel Überwärmungsbäder gegen Depressionen.[290] Entspannungstechniken können das Wohlbefinden steigern und Rückfälle bei Depressionen verhindern – das gilt aber auch für Gebete.[291] Wenn jedenfalls mehr als die Hälfte der Studien keine Wirkung belegt, sind auch die positiven Ergebnisse mit Zurückhaltung zu bewerten: Ein Verfahren hat auch dann keine gesicherte Wirkung, wenn die Hälfte der Studien positiv und die Hälfte negativ ausfällt. Bestenfalls können bestimmte Anwendungen bei geeigneten Personen die Selbstheilung durch unspezifische Effekte stärken und das Wohlbefinden steigern. Eine Wiederherstellung der Gesundheit bei todbringenden Erkrankungen sollte man sich aber nicht erwarten.[292]

Alles, was der geistigen Erbauung, dem psychischen Gleichgewicht und der körperlichen Fitness dient, ist bei Krankheiten hilfreich. Bei Krankheiten mit wechselndem Verlauf gaukeln Besserungen unter Therapie Erfolge vor, die oftmals ohnehin eingetreten wären; denn die Selbstheilung des Körpers ist immer aktiv. Wir müssen dieser »Wundermaschine«[293] nur die nötige Zeit lassen und Vertrauen in den eigenen Körper haben. Wer vermitteln will, dass man einen »Selbstheilungscode« lernen müsste, um eine Heilung zu aktivieren, gehört zu den Scharlatanen – heute oft auch mit Professorentitel –, die die Gesundheit zum Geschäft machen. Selbstheilung kann nur durch die Lebensweise oder – bei manchen Menschen – auch durch Placeboeffekte unterstützt werden.

Alternativmedizinische Behandlungen begründen sich heute zunehmend mit der Beeinflussung biochemischer Vorgänge wie einer Reduzierung des »oxidativen Stresses«. Doch fehlen den propagierten Substanzen nicht nur solide Wirksamkeitsnachweise.[294] Auch wird die isolierte Betrachtung einzelner biologischer Prozesse, die immer ihren Nutzen und ihre Berechtigung haben, der Komplexität der vernetzten Reaktionswege im menschlichen Körper nicht gerecht. Positive Effekte im Reagenzglas oder in Tierversuchen besagen wenig für unser tägliches Leben. Es gibt keine »guten« oder »bösen« Signalwege der Biologie, die das Heil oder den Tod bringen. Vermeintliche Gesundungen bei sogenannten Autoimmunkrankheiten unter zum Beispiel einer hoch dosierten Gabe von Vitamin D sind so zu erklären: Vitamin D unterdrückt Immunreaktionen und kann daher kurzfristig Krankheitssymptome bessern.[295] Langfristig drohen aber Nierensteine und das Sturzrisiko steigt.[296] Sollte der Rezeptor für Vitamin D etwa durch Botenstoffe von Mikroben blockiert sein, kann eine Einnahme gar nichts nützen.[297] Antioxidantien und entzündungshemmende Pflanzenstoffe in Gemüsen wirken im Übrigen viel effektiver als die aus synthetischen Präparaten.[298] [299]

Da von den Gurus des Anti-Aging zusammen mit wundersam wirksamen Substanzen zusätzlich Bewegung und eine kalorienreduzierte Ernährung empfohlen werden, lassen sich immer Behandlungserfolge erzielen, ohne dass die verordneten Mittel tatsächlich einen Anteil daran haben müssen. Die gleichzeitige Verwendung mehrerer Arzneien und Behandlungsmethoden, Polypragmasie genannt, ist ein beliebtes Vorgehen zu allen Zeiten und in allen Kulturen (zum Beispiel in der traditionellen chinesischen Medizin) – denn irgendetwas wird schon wirken … Im Gegensatz zu schulmedizinischen Therapien drohen zumindest keine lebensverkürzenden Komplikationen und meist sind die Verfahren auch frei von schädlichen Nebenwirkungen.

Palliative Maßnahmen

Möglichst lange zu leben, kann oft genug vom Wunsch zum Fluch werden. Spätestens, wenn sich eine todbringende Krankheit als ungebetener Besucher eingenistet hat oder die Betriebsstörungen zunehmen, ist es an der Zeit, an seinen Abgang und die letzte Reise zu denken. Es kommt dabei selten darauf an, wie lange man noch durchhält. Es sollte mit dem Leben wie mit einem Theaterstück stehen: »Nicht auf die Länge kommt es an, sondern auf die Güte des Spiels. Es liegt nichts daran, wo du aufhörst. Höre auf, wo du willst. Nur an einem guten Schluss lass es nicht fehlen.«[300]

Immer mehr Menschen beenden ihr Leben allerdings nicht mehr in den eigenen vier Wänden: 40 Prozent sterben in Kliniken, jeder dritte in einem Pflegeheim[301] – nicht wenige mit Schläuchen im Körper, auch gegen ihren Willen. Denn der letzte Atemzug und die Verweigerung der Nahrungsaufnahme reichen in einer technisierten Medizin nicht mehr zum Sterben! Der sinnlose Einsatz von Medizintechnik steht immer noch im Vordergrund. Gleichzeitig erhält nur jeder Fünfte für Schmerzen, Atemnot und andere Befindlichkeitsstörungen die Unterstützung, die

Palliativteams für kleines Geld zum Segen Todkranker leisten könnten.[302] Das Geschäft am Lebensende kennt oft keine Gnade in Gesundheits- und Pflegeeinrichtungen. Zu Hause ist die Chance für einen guten Schluss meist größer. Es gibt aber auch Hospize und Palliativzentren, in denen Sterben nicht vorrangig »gemanagt« wird und der Rendite dient. Wichtiger als Medizin sind tägliche Fürsorge, Zuwendung und unterstützende Dienstleistungen durch andere Menschen. Wer allein ist, sollte rechtzeitig sehen, wie er die helfenden Hände, die jeder brauchen wird, am besten organisiert.

Um bis zum eigenen Ende möglichst die Souveränität über sein Leben zu behalten, muss man auf jeden Fall alles tun, um bei klarem Verstand zu bleiben. Medikamente sind dafür nur selten eine Option, da die häufigsten Verwirrtheitszustände, die als »Demenz« bezeichnet werden, wohl auf deren Einnahme zurückgehen. Sollte man zur Linderung von Schmerzen, Atemnot oder Unruhe Opiate und Sedativa am Ende des Lebens benötigen oder wünschen, dann muss man bereits vorher seine Entscheidungen getroffen haben. Oft geht es aber auch ohne Medikamente. Über Tausende von Jahren sind Menschen ohne lebensverlängernde Maßnahmen in Selbstbestimmung verstorben. Tiere nutzen für ihre letzte Zeit instinktiv den Verzicht auf Nahrung und Flüssigkeit – entweder dieser heilt noch einmal oder es ist der schonendste Abgang. Eine wirksame Patientenverfügung[303], die dann hoffentlich auch anerkannt und berücksichtigt wird, ist heute immer wieder notwendiger Bestandteil eines guten Endes. Mit dem nötigen Glück ist es nicht unbedingt eine Kunst, möglichst lange zu leben, sondern eher schon, nicht länger zu leben, als es sich lohnt.

Epilog: Die Kunst, nicht an Versuchen der Lebensverlängerung zu sterben

Versuche, den Tod hinauszuschieben, haben auch immer wieder das Gegenteil bewirkt. Nicht jeder wird einen Bluttransfer oder Frischzellen von jungen Tieren überlebt haben. Heute beenden unnötige Medikationen oder Operationen so manches Leben vorzeitig. Es will also überlegt sein, das Schicksal herauszufordern. Wohl können bestimmte Behandlungen für einzelne Personen oder Risikogruppen das Leben verlängern, aber eben nicht die Summe der oft unbegründeten Therapien. Das Glücksrad dreht sich seit jeher, wenn man in eine Behandlung einwilligt.

Der Traum von der Lebensverlängerung durch Medizin ist längst zu einem Albtraum geworden: Etwa jeder dritte Deutsche stirbt ausschließlich oder maßgeblich an den Folgen medizinischer Behandlungen. Fielen die Menschen in vergangenen Jahrhunderten Epidemien wie Pest, Cholera und Typhus zum Opfer, droht heute der Tod in Kliniken und aus Apotheken. In der öffentlichen Wahrnehmung wird dies jedoch hartnäckig ausgeblendet, obwohl jährlich in Deutschland eine Großstadt mit 300 000 Einwohnern durch Therapieversuche ausgelöscht wird. Dennoch landen risikofreudige Operateure und demagogische Tablettenmediziner, die sogar tödliche Kollateralschäden billigend in Kauf nehmen, in der Ahnengalerie der Medizin. Für eine mediale Aufmerksamkeit fehlt offenbar die notwendige Einheit von Ort und Zeit. Die Opfer sind über das ganze Jahr und im ganzen Land verteilt. Und natürlich vernebelt der Zeitraum zwischen erfolgter Behandlung und eintretendem Tod oft den kausalen Zusammenhang. Die wenigsten Therapien haben aber keine mittel- oder langfristigen Gesundheitsbeeinträchtigungen zur Folge.

Ausschließlich durch bessere soziale Verhältnisse hat sich das Sterbealter in den Industrieländern während der vergangenen beiden Jahrhunderte verdoppelt.[1] Die Prognose der Lebenserwartung steigt seit Jahrzehnten aber nur, weil der Anteil älterer Menschen zunimmt und die Jahrgänge im Sterbealter als Folge des Zweiten Weltkriegs schwach sind.[2] Medizin hat daran keinen Anteil. Wenn seit Kurzem mit dem Eintritt der geburtenstarken und nicht durch den Weltkrieg dezimierten Jahrgänge 1934 bis 1941 mehr Menschen sterben, dann bestätigt dies, dass die Demografie gewichtiger ist als die Summe medizinischer Maßnahmen. Obwohl nirgendwo in der EU in Relation zum Bruttoinlandsprodukt so viele Behandlungen erfolgen und so viel Geld dafür ausgegeben wird wie in Deutschland, liegt die Lebenserwartung lediglich im europäischen Durchschnitt.[3] Und auch im direkten Vergleich mit Ländern ähnlicher Altersstruktur wie Italien stirbt man hierzulande früher. Hohe Lebensalter korrelieren jedenfalls nicht mit dem Medikamentenkonsum, der Zahl der Operationssäle oder Herzkatheterlabore. Sehr alte Menschen sterben auch nur selten an Herzinfarkten, Schlaganfällen und Krebs, sondern an Gebrechlichkeit und Lungenentzündungen.[4]

Wären massenhafte Senkungen von Blutdruck und Cholesterin, Hemmer der Blutgerinnung oder Durchblutungsverbesserungen des Herzmuskels durch Bypässe und Stents wirksam, müssten jedes Jahr weniger Menschen in Deutschland sterben. Dies ist aber nicht einmal tendenziell der Fall (Abbildung 7). Im Gegenteil, wenn bei demografisch gestiegenem Sterbealter nicht weniger Menschen sterben, müssen gesundheitsschädliche »Nebenwirkungen« den Nutzen der Medizin übertreffen. Selbst die Kluft zwischen der gesunden Lebenserwartung – der

Lebensspanne, die subjektiv als weitgehend beschwerdefrei eingestuft wird – und dem Sterbealter nimmt in vielen EU-Ländern zu.[5] Das medizinische Feuerwerk vor dem Lebensende hat die Beschwerdejahre nicht verringert. Ein Vergleich zwischen dem Gebrauch von Medizin und der Verwendung von Schusswaffen zur Selbstverteidigung ist nicht abwegig: So überlebenswichtig Medikamente oder Operationen im Einzelfall sein können wie auch ein Schuss in Notwehr, so kontraproduktiv ist es, die ganze Bevölkerung zu bewaffnen beziehungsweise inflationär und prophylaktisch zu therapieren.

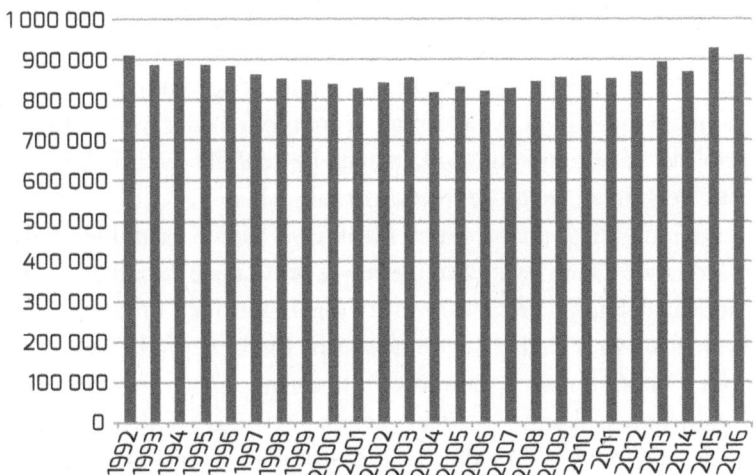

Abbildung 7: Anzahl der Sterbefälle in Deutschland seit dem Jahr 1992, nach: Statistisches Bundesamt, Wiesbaden

Wie sollen überhaupt Behandlungen das Leben verlängern, da doch die meisten Krankheitsursachen ungeklärt sind und viele Diagnosen auf den Totenscheinen gar nicht zutreffen? Heilung oder Prävention todbringender Erkrankungen setzt voraus, dass man die Ursachen kennt. Und wie soll ein nachhaltiges Anti-Aging durch Präparate möglich sein, wenn diese mit wenigen

Ausnahmen im Laufe von Tagen, Wochen oder allenfalls Monaten ihre Wirkung verlieren, weil Gegenstrategien die Effekte ab-
schwächen und neutralisieren? Befristete Gaben können Körper
oder Psyche aber gar nicht nachhaltig verändern! Dazu kommt,
dass fast jedes Medikament Nebenwirkungen hat, die mit der
Einnahmedauer zunehmen und bleiben können. Mit der steigenden Zahl operativer Abteilungen und den von der Pharmaindustrie durchgesetzten beschleunigten Medikamentenzulassun-
gen aufgrund »vermuteter Wirksamkeit« werden Schäden durch
Medizin weiter zunehmen.

Heute muss man davor warnen, biochemische Signalwege
im Körper isoliert zu betrachten und deren Beeinflussung durch
Superfood, Nahrungsergänzungsmittel oder Medikamente als
Stein der Weisen zu erachten. Der Komplexität der menschlichen
Biologie wird dies nicht gerecht. Wer sich vor »oxidativem Stress«
schützen oder sein Mikrobiom durch prä- oder probiotische
Produkte »optimieren« will, macht bestenfalls leere Kilometer
und vergeudet Geld; denn industrielle Massenprodukte liefern
keine individuell passgenauen Lösungen. Seine Gesundheit wird
man damit ebenso wenig steigern wie sein Leben verlängern. Ein
punktueller Eingriff zieht immer Folgereaktionen im vernetzten
System unserer Signalwege nach sich, die den Effekt aufheben
oder unerwünscht verstärken können. Einen chemischen
Jungbrunnen kann es nicht geben – so groß der Wunsch
auch sein mag. Wäre die Modifikation unserer Biochemie so
vorteilhaft, warum hat sich diese dann in der Evolution nicht
längst etabliert?

Angesichts des hohen Schadenspotenzials schulmedizinischer
Präparate besteht die Kunst darin, Medizin nur anzuwenden,
wenn sie der Gesundheit und der Dauer des Lebens wirklich
dient. Bei unbefangener Analyse trifft dies bestenfalls für eine von
zehn Maßnahmen zu.[6] Eine kritische Zurückhaltung gegenüber
ärztlichen Behandlungen gehört daher im Zeitalter unnützer
Operationen und unheilsamer Medikamente mit unerwünschten
»Nebenwirkungen« in das Portfolio der Überlebensstrategien.

Hufeland warnte schon vor 220 Jahren: »Gar oft werden die
Uebel, die man zu vermeiden suchte, erst dadurch (Arzneimittel)
bewirkt.«[7] Die Entscheidung, ob überhaupt eine Therapie
erfolgen soll, ist somit wichtiger als die Festlegung auf eine
Methode. Je lauter die Verheißungen der Medizin tönen, desto
zurückhaltender sollte man werden. Wer sich für eine Therapie
entscheidet, verliert den Anspruch auf Schicksal. Dies will
bedacht sein.

Es ist fraglos rational, gesundheitliche Risiken minimieren
zu wollen. Dies darf sich jedoch nicht zu einer Paranoia
ausweiten. Dann würde man eine wichtige Quelle für ein
langes und gesundes Leben nämlich trockenlegen: innere Ruhe
und Zuversicht. Die Monitoring- und Screening-Manie der
heutigen Medizin verunsichert und nimmt Menschen diese
Ruhe, wenn vermittelt wird, dass Krankheiten immer und
überall lauern. Hufeland hatte nicht zu Unrecht die »Ruhe
der Seele« als »Verlängerungsmittel« und die »Furcht vor dem
Tod« als »Verkürzungsmittel« aufgelistet. Angst ist nicht nur
ein schlechter Ratgeber, sondern eine Kontraindikation für ein
langes und gesundes Leben. Angst macht über psychosomatische
Regelkreise somatisch krank. Ein weiterer Grund, warum man
der Medizin keinen allzu großen Stellenwert in seinem Leben
einräumen sollte; denn deren Geschäftsmodell beruht mehr denn
je auf der Erzeugung von Angst. Angst, einen symptomlosen,
aber todbringenden Tumor zu beherbergen oder die Vorsorge
gegen das Auftreten einer Erkrankung versäumt zu haben.

Für die Selbstfürsorge oder »Makrobiotik«, die maßgeblich
die Lebensdauer beeinflusst, leistet die Schulmedizin auch
heute keinen wesentlichen Beitrag. Man denke nur an die seit
Jahrzehnten unsinnigen Ernährungsempfehlungen, die bereits
zwei Generationen zu Unrecht tierische Nahrung vergällen und
gesundheitsschädliche Zucker beziehungsweise Kohlenhydrate
im Dienste der Nahrungsmittelindustrie forciert haben. Der Inhalt
des Kühlschranks und der Wille zum Glück sind für Gesundheit
und Lebensdauer wichtiger als Tabletten und Spritzen. Wer

länger und gesünder leben will, braucht selten einen Arzt, sondern Abstand zu Ärzten. Ein langjähriger Direktor der WHO forderte daher: »Wenn wir wirklich Fortschritte machen wollen, müssen wir aufhören, die Welt durch eine medizinisch gefärbte Brille zu sehen.«[8]

Genetische und biochemische Forschungen der letzten Jahrzehnte haben zahlreiche Erkenntnisse über Funktionsabläufe unseres Körpers enthüllt. Aber können daraus Handlungskonsequenzen resultieren, die über die Ratschläge der besten Köpfe aus den letzten Jahrhunderten hinausgehen? In der hippokratischen Schriftensammlung steht: »Wer stark, gesund und jung bleiben und seine Lebenszeit verlängern will, der sei mäßig in allem, atme reine Luft, treibe täglich Hautpflege und Körperübung, halte den Kopf kalt, die Füße warm und heile ein kleines Weh eher durch Fasten als durch Arzneien.« Länger und gesünder lebt man nicht durch industrielle Wundermittel, sondern durch einen präventiven Lebensstil mit Strategien des Verzichts, dem Willen zum Glück und dem nötigen Zutrauen zu sich selbst.

Danksagung

In einer Zeit, in der sich das kollektive Gedächtnis zunehmend auf die Suchergebnisse der ersten Seiten bei Google® einengt, ist es keine Selbstverständlichkeit, für einen Text mit einem großen historischen Bogen abseits der »Wohlfühl«-Ratgeber einen Publikumsverlag zu finden. Mein besonderer Dank gilt daher allen voran der Programmleiterin des Riva Verlags, Frau Pascale Breitenstein, die dieses Wagnis ohne Zögern eingegangen ist, und den Mitarbeitern der Münchner Verlagsgruppe, die zum Gelingen beigetragen haben. Danke sage ich auch meiner unbequemen, aber besseren Hälfte dafür, dass sie ihre Zeit mit dem Text geteilt und so manche Anregung und Kritik beigetragen hat.

Anmerkungen

Prolog: Die Fata Morgana der Lebensverlängerung

1   Die Bibel. Altes Testament; Erstes Buch der Könige 1:1–4

2   Hufeland CW: Die Kunst, das menschliche Leben zu verlängern. S. 10; Jena 1797

3   Libavius A: Appendix necessaria Syntagmatis Arcanorum Chymicorum Andreae Libavii ... Francofurt, 1615, S. 8; Forgotten Books, London 2018

4   Paracelsus: Die dritte Defension wegen des Schreibens der neuen Rezepte. In: Septem Defensiones 1538. Werke Bd. 2. S. 510; Darmstadt 1965

5   Anonymus [Erhard JB]: Ueber die Medicin. Arkesilas an Ekdemus. Neuer Teutscher Merkur 1795; St. 8:337–378

6   Heinz, W: Die gelehrte Medizin zwischen Mittelalter und Humanismus. Wo steht Paracelsus?. In: Albrecht Classen (Hrsg.): Paracelsus im Kontext der Wissenschaften seiner Zeit. Kultur- und mentalitätsgeschichtliche Annäherungen. S. 151–174; Berlin 2010

7   Baker, DJ et al.: Naturally occurring p16(Ink4a)-positive cells shorten healthy lifespan. Nature 2016; 530(7589):184-189

8   Macnair, T: Unsterblichkeit für Anfänger. 100 Möglichkeiten, das Leben zu verlängern. Bastei Lübbe, Köln 2009

9   Katanoda, K et al.: Population attributable fraction of mortality associated with tobacco smoking in Japan: a pooled analysis of three large-scale cohort studies. The Journal of Epidemiology 2008; 18(6):251–264

10 Kleine-Gunk, B: 15 Jahre länger leben. Gräfe und Unzer Verlag, München 2017

11 Ailshire, JA et al.: Becoming centenarians: disease and functioning trajectories of older US Adults as they survive to 100. J Gerontol A Biol Sci Med Sci 2015; 70(2):193--201

12 Evans, CJ et al.: »Place and cause of death in centenarians: a population-based observational study in England, 2001 to 2010«. PLoS Med 2014; 11(6):e1001653

13 Hufeland CW: Die Kunst, das menschliche Leben zu verlängern. S. 656; Jena 1797

14 Hufeland CW: Die Kunst, das menschliche Leben zu verlängern. S. 364; Jena 1797

15 Weltgesundheitsorganisation WHO: Global health estimates 2014; zitiert nach: Schaaber, J: »10 Mythen der Pharmaindustrie: Von zauberhaften Gewinnen und fehlenden Medikamenten«. Pharma-Brief Spezial 2016; 2:3–15

16 Statistisches Bundesamt, Wiesbaden; https://www.destatis.de/DE/ZahlenFakten/ GesellschaftStaat/Gesundheit/Gesundheitsausgaben/Tabellen/Leistungsarten.html; letzter Zugriff am 11.06.2018

17 Seneca: Von den Wohltaten (De Beneficiis). III,31; übersetzt von Moser, JM 1829

18   Public Health England; https://www.gov.uk/government/publications/health-profile-for-england/chapter-1-life-expectancy-and-healthy-life-expectancy; letzter Zugriff am 30.05.2018

19   Passarino G, De Rango F, Montesanto A: Human longevity: Genetics or Lifestyle? It takes two to tango. Immun Ageing 2016; 13:12

20   Strasburger CJ et al.: Missbräuchlicher Einsatz von humanem Wachstumshormon in der Anti-Aging-Medizin. Deutsches Ärzteblatt 2002; 99(47):A-3177-80

Wovon hängt die Lebensdauer ab?

1   Axelrad MD, Budagov T, Atzmon G: Telomere length and telomerase activity; a Yin and Yang of cell senescence. J Vis Exp 2013; (75):e50246

2   Hayflick L, Moorehead PS: The serial cultivation of human diploid cell strains. Exp Cell Res 1961; 25:585-621

3   Die Bibel. Altes Testament; Genesis 6:3

4   Young RD et al.: Typologies of Extreme Longevity Myths. Curr Gerontol Geriatr Res 2010; 2010:423087

5   Zak, N: Jeanne Calment: the secret of longevity. doi:10.13140/RG.2.2.29345.04964; https://www.researchgate.net/publication/329773795_Jeanne_Calment_the_secret_of_longevity

6   Dong X, Milholland B, Vijg J: Evidence for a limit to human lifespan. Nature 2016; 538(7624):257-9

7   Atzmon G et al.: Evolution in health and medicine Sackler colloquium: Genetic variation in human telomerase is associated with telomere length in Ashkenazi centenarians. Proc Natl Acad Sci USA 2010; 107 Suppl 1:1710-7

8   McGowan PO et al.: Epigenetic regulation of the glucocorticoid receptor in human brain associates with childhood abuse. Nat Neurosci 2009; 12(3):342-8

9   Huzen J et al.: Telomere length loss due to smoking and metabolic traits. J Intern Med 2014; 275(2):155-63

10   García-Calzón S et al.: Dietary inflammatory index and telomere length in subjects with a high cardiovascular disease risk from the PREDIMED-NAVARRA study: cross-sectional and longitudinal analyses over 5 y. Am J Clin Nutr 2015; 102:897–904

11   Leão R et al.: Mechanisms of human telomerase reverse transcriptase (hTERT) regulation: clinical impacts in cancer. J Biomed Sci 2018; 25(1):22

12   Moosmann B, Behl C: Mitochondrially encoded cysteine predicts animal lifespan. Aging Cell 2008; 7(1):32-46

13   Childs BG et al.: Cellular senescence in aging and age-related disease: from mechanisms to therapy. Nature Medicine 2015; 21(12):1424–35

14   Bundes-Netzwerk fortgeschrittener Prostatakrebs Selbsthilfe e. V., Hamburg; http://bnfpk.de/IGF1_mTOR_AMPK.html; letzter Zugriff am 11.06.2018

15   Saxton RA, Sabatini DM: mTOR signaling in growth, metabolism, and disease. Cell 2017;168:960-76

16   Longo VD et al.: Interventions to Slow Aging in Humans: Are We Ready? Aging Cell 2015; 14(4):497-510

17   Nin JW et al.: Higher plasma levels of advanced glycation end products are associated with incident cardiovascular disease and all-cause mortality in type 1 diabetes: a 12-year follow-up study Diabetes Care 2011; 34(2):442-7

18   Mahabir S et al.: Research Strategies for Nutritional and Physical Activity Epidemiology and Cancer Prevention. Cancer Epidemiol Biomarkers Prev 2018; 27(3):233-44

19   Willett WC: Balancing life-style and genomics research for disease prevention. Science 2002; 296(5568):695-8

20   Lindholm ME et al.: The Impact of Endurance Training on Human Skeletal Muscle Memory, Global Isoform Expression and Novel Transcripts. PLoS Genet 2016; 12(9):e1006294

21   Schoenmaker M et al.: Evidence of genetic enrichment for exceptional survival using a family approach: the Leiden Longevity Study. Eur J Hum Genet 2006; 14(1):79-84

22   Pedersen JK et al.: The Survival of Spouses Marrying Into Longevity-Enriched Families. J Gerontol A Biol Sci Med Sci 2017; 72(1):109-114

23   Deutsch-österreichische Klosterstudie; Luy M: Mortalitätsdifferenzen der Geschlechter; http://www.klosterstudie.de/Klosterstudie_geschlechterdifferenzen.pdf; letzter Zugriff am 11.06.2018

24   vB Hjelmborg J et al.: Genetic influence on human lifespan and longevity. Hum Genet 2006; 119(3):312-21

25   Herskind AM et al.: The heritability of human longevity: a population-based study of 2872 Danish twin pairs born 1870-1900. Hum Genet 1996; 97(3):319-23

26   Fraga MF et al.: Epigenetic differences arise during the lifetime of monozygotic twins. Proc Natl Acad Sci U S A 2005; 102(30):10604-9

27   Kulshreshtha A et al.: Association between ideal cardiovascular health and carotid intima-media thickness: a twin study. J Am Heart Assoc 2014; 3(1):e000282

28   Götz C, von Martens V: Die Memoiren des Peterhans von Binningen. S. 7; Deutsche Buch-Gemeinschaft, Berlin 1962

29   Deutsch-österreichische Klosterstudie; Luy M: Mortalitätsdifferenzen der Geschlechter; http://www.klosterstudie.de/Klosterstudie_geschlechterdifferenzen.pdf; letzter Zugriff am 11.06.2018

30   Qureshi SA, Kumar BN, Ursin G: Incidence and associated risk factors for cancer among immigrants. NAKMI Report 2014; Oslo 2014

31   Chetty R et al.: The Association Between Income and Life Expectancy in the United States, 2001-2014. JAMA. 2016; 315(16):1750-66

32   Robert Koch-Institut: Gesundheit in Deutschland 2015; Berlin 2015

33   Marmot M: Social justice, epidemiology and health inequalities. Eur J Epidemiol 2017; 32(7):537-46

34   Watkins J et al: Effects of health and social care spending constraints on mortality in England: a time trend analysis. BMJ Open 2017; 7:e017722

35   Luy, Marc et al.: Life expectancy by education, income and occupation in Germany: Estimations using the Longitudinal Survival Method. Comparative Population Studies 2015; 40(4):399-436

36   Holt-Lunstad J, Smith TB, Layton JB: Social relationships and mortality risk: a meta-analytic review. PLoS Med 2010; 7(7):e1000316

37   Kaplan RM, Kronick RG: Marital status and longevity in the United States population. J Epidemiol Community Health. 2006; 60(9):760–5

38   Espinosa J, Evans WN: Heightened mortality after the death of a spouse: marriage protection or marriage selection? J Health Econ 2008; 27(5):1326-42

39   Swamy GK, Ostbye T, Skjaerven R: Association of preterm birth with long-term survival, reproduction, and next-generation preterm birth. JAMA 2008; 299(12):1429-36

40   Poets CF, Wallwiener D, Vetter K: Zwei bis sechs Wochen zu früh geboren – Risiken für das weitere Leben. Dtsch Arztebl 2012; 109(43):721-6

41   Beamish R: Preterm infants and adult illness. Stanford Centre of Longevity; http://longevity3.stanford.edu/blog/2012/06/19/preterm-birth-and-adult-illness/2/; letzter Zugriff am 08.07.2016

42   Crump C et al.: Risk of asthma in young adults who were born preterm: a Swedish national cohort study. Pediatrics 2011; 127(4):e913-20

43   Crump C et al.: Risk of diabetes among young adults born preterm in Sweden. Diabetes Care 2011; 34(5):1109-13

44   Crump C et al.: Risk of hypertension among young adults who were born preterm: a Swedish national study of 636,000 births. Am J Epidemiol 2011;173(7):797-803

45   Hufnagel S: Zur Variabilität der Rate Neugeborener mit niedrigem Geburtsgewicht, der Frühgeborenenrate sowie der Hypotrophie- und Hypertrophierate Neugeborener unter Berücksichtigung biologischer Merkmale der Mutter Analyse des Neugeborenenkollektivs der Jahre 1995 – 2000 der Bundesrepublik Deutschland. Inaugural-Dissertation, Berlin 2008

46   Spalding KL et al.: Dynamics of fat cell turnover in humans. Nature 2008; 453(7196):783-7

47   Larson K, Halfon N: Parental divorce and adult longevity. Int J Public Health 2013; 58(1):89-97

48   MSIF Multiple Sclerosis International Federation, London; www.msif.org

49   Ziglio E, Currie C, Rasmussen VB. (2004). The WHO cross-national study of health behavior in school aged children from 35 countries: findings from 2001–2002. J School Health, 74(6):204–6

50   Yanping Li et al.: Impact of Healthy Lifestyle Factors on Life Expectancies in the US Population. Circulation 2018 April 30, 2018; doi.org/10.1161/CIRCULATIONAHA.117.032047

51   Demokrit: Von der Lebensweise und Diätik. zitiert nach: Leiß O: 200 Jahre Christoph Wilhelm Hufeland»Die Kunst, das menchliche Leben zu verlängern« (1797); in: Albers L, Leiß O (Hrsg.): Körper – Sprache – Weltbild. Integration biologischer und kultureller Interpretationen in der Medizin. S. 72; Schattauer Verlag, Stuttgart New York 2002

Die Kunst, das menschliche Leben zu verlängern

1   Jones LA et al.: Parental history of myopia, sports and outdoor activities, and future myopia. Invest Ophthalmol Vis Sci 2007; 48(8):3524-32

2   Hufeland CW: Die Kunst, das menschliche Leben zu verlängern. S. 563; Jena 1797

3   Holzinger M (Hrsg.): Hufeland CW: Selbstbiographie. Berliner Ausgabe, 4. Auflage S. 21; CreateSpace Independent Publishing Platform 2013

4   Klauss J: Alltag im»klassischen« Weimar. S. 198-223. In: Moritz M (Hrsg.): Goethe trifft den gemeinen Mann. Alltagswahrnehmungen eines Genies. Museum für Thüringer Volkskunst, Erfurt 1999

5   Hufeland CW: Die Kunst, das menschliche Leben zu verlängern. S. 204; Jena 1797

6   Goethe JW.: Tagebucheintrag Dezember 1778; zitiert nach: Ghibellino E: Goethe und Anna Amalia: Eine verbotene Liebe. 4. Auflage S. 56; Denkena Verlag, Weimar 2012

7   http://www.gah.vs.bw.schule.de/leb1800/weimar.htm; letzter Zugriff am 18.06.2018

8   Hufeland CW: Die Kunst, das menschliche Leben zu verlängern. S. 214; Jena 1797

9   Hufeland CW: Die Kunst, das menschliche Leben zu verlängern. S. 376; Jena 1797

10   Hufeland CW: Die Kunst, das menschliche Leben zu verlängern. S. 564; Jena 1797

11   Ghibellino E: Goethe und Anna Amalia: Eine verbotene Liebe. 4. Auflage. Denkena Verlag, Weimar 2012

12   Lehmann K: Jung sterben oder alt werden? Das Todesalter der ländlichen und städtischen Bevölkerung im heutigen Südwestthüringen von der Mitte des 17. Jahrhunderts bis zur Mitte des 18. Jahrhunderts, in: Jahrbuch des Hennebergisch-Fränkischen Geschichtsvereins, Band 27:95–112; Kloster Veßra, Meiningen – Münnerstadt 2012

13   Hufeland CW: Die Kunst, das menschliche Leben zu verlängern. S. 569; Jena 1797

14   Hufeland CW: Die Kunst, das menschliche Leben zu verlängern. S. 190; Jena 1797

15   Hufeland CW: Die Kunst, das menschliche Leben zu verlängern. S. 363; Jena 1797

16   Hufeland CW: Die Kunst, das menschliche Leben zu verlängern. S. 375; Jena 1797

17   https://www.berliner-zeitung.de/mehr-als-zehn-jahre-lang-leisteten-die-berliner-widerstand-gegen-den-bau-der-kanalisation---eine-modernisierungsscheue-protestbewegung-wutbuerger--kot-und-cholera-14763346; letzter Zugriff am 11.06.2018

18   Holzinger M (Hrsg.): Hufeland CW: Selbstbiographie. Berliner Ausgabe, 4. Auflage, S. 52; CreateSpace Independent Publishing Platform 2013

19   Holzinger M (Hrsg.): Hufeland CW: Selbstbiographie. Berliner Ausgabe, 4. Auflage, S 51; CreateSpace Independent Publishing Platform 2013

20   Hufeland CW: Die Kunst, das menschliche Leben zu verlängern. S. 330; Jena 1797

21   Hufeland CW: Die Kunst, das menschliche Leben zu verlängern. S. 201; Jena 1797

22   Hodgkin E: The bigger your feet – the shorter your life expectancy. Express 23.01.2017; https://www.express.co.uk/life-style/life/757849/big-feet-life-expectancy

23   Hufeland CW: Die Kunst, das menschliche Leben zu verlängern. S. 197; Jena 1797

24   Hufeland CW: Die Kunst, das menschliche Leben zu verlängern. S. 629; Jena 1797

25   Velasquez-Manoff M: An epidemic of absence. S. 45f; Scribner, New York 2013

26   Hufeland CW: Die Kunst, das menschliche Leben zu verlängern. S. 338; Jena 1797

27   Hufeland CW: Die Kunst, das menschliche Leben zu verlängern. S. 368; Jena 1797

28   Hufeland CW: Die Kunst, das menschliche Leben zu verlängern. Vorrede S. VII; Jena 1797

29   Wapler H (Hrsg.): Hufelands Schriften über die Homöopathie und die 18 Thesen von Dr. Paul Wolf. Verlag Schwab, Leipzig 1921

30   Hufeland CW: Die Kunst, das Leben zu verlängern. S. 632; Jena 1797

31   Hufeland CW: Die Kunst, das Leben zu verlängern. S. 633; Jena 1797

32   Hemminki K et al.: Risk of cancer of unknown primary after hospitalization for autoimmune diseases. Int J Cancer 2015; 37(12):2885-95

33   Correale J: Helminth/parasite treatment of multiple sclerosis. Curr Treat Options Neurol 2014; 16(6):296

34 Holzinger M (Hrsg.): Hufeland CW: Selbstbiographie. Berliner Ausgabe, 4. Auflage, S. 27; CreateSpace Independent Publishing Platform 2013

35 Dietl J: Der Aderlass in der Lungenentzündung. S. 122; Kaulfuss Witwe, Prandel & Comp., Wien 1849

36 Hufeland CW: Die Kunst, das menschliche Leben zu verlängern. S. 211; Jena 1797

37 Hufeland CW: Die Kunst, das menschliche Leben zu verlängern. S. 198; Jena 1797

38 Hufeland CW: Die Kunst, das menschliche Leben zu verlängern. S. 182; Jena 1797

39 zitiert nach: Hufeland CW: Die Kunst, das menschliche Leben zu verlängern. S. 165-7; Jena 1797

40 Ehrmann JC: Psychologische Fragmente zur Macrobiotic oder der Kunst sein Leben zu verlängern. S. 7ff.; Frankfurt am Main 1797

41 Hufeland CW: Die Kunst, das menschliche Leben zu verlängern. S. 164; Jena 1797

Woran wir sterben und worauf es heute ankommt

1 Berzlanovich AM et al.: Do centenarians die healthy? An autopsy study. J Gerontol A Biol Sci Med Sci 2005; 60(7):862-5

2 Greger M, Stone G: How not to die. Macmillan Publishers, Basingstoke 2016

3 http://www.bvpraevention.de/cms/index.asp?inst=bvpg&snr=11780; letzter Zugriff am 11.06.2018

4 Azar AJ et al.: Risk of stroke during long-term anticoagulant therapy in patients after myocardial infarction. Ann Neurol 1996; 39(3):301-7

5 The SPRINT Research Group: A Randomized Trial of Intensive versus Standard Blood-Pressure Control. N Engl J Med 2015; 373(22):2103-16

6 Arzneimittelkommission der deutschen Ärzteschaft, Berlin; http://www.akdae.de/Arzneimitteltherapie/AVP/Artikel/201601/035.pdf; letzter Zugriff am 06.08.2016

7 Brinkmann B, Du Chesne A, Vennemann B: Aktuelle Daten zur Obduktionsfrequenz in Deutschland. Dtsch Med Wochenschr 2002; 127:791-5

8 Madea B: Ärztliche Leichenschau und Todesbescheinigung: Kompetente Durchführung trotz unterschiedlicher Gesetzgebung der Länder. Dtsch Arztebl 2003; 100(48): A-3161-79

9 Deutsche Gesellschaft für Pathologie; http://www.pathologie-dgp.de/media/Dgp/downloads/Rubrik_Downloads/Indikationsliste_Obduktionen_230414.pdf; letzter Zugriff am 11.06.2017

10 Jütte R, Dietel M, Rothschild MA: Autopsie: Lässt sich der Trend sinkender Sektionsraten umkehren? Dtsch Arztebl 2016; 113(46): B-1743-6

11 Prof. Robert Jütte, Leiter des Instituts für Geschichte der Medizin der Robert Bosch Stiftung, Stuttgart, Stellungnahme Bundesärztekammer

12 Dietl M: Droht die blutige Entlastung? Die Sektion als klinischer Garant qualitätsgesicherter DRG-Medizin. Tagung des Forschungsprojekts»Tod und toter Körper«, 14-15.07.2009, Berlin

13 Todt M: Die Leichenschau vor Kremation: Überflüssig oder wichtiges Instrument zur Aufdeckung nicht-natürlicher Todesfälle? Dissertation, Hannover 2011

14   Reuther G: Der betrogene Patient. S. 120ff; Riva Verlag, München 2017

15   Korzilius H: Behandlungsfehler: Das Schadensrisiko ist gering. Dtsch Arztebl 2017; 114(13):B-530-1

16   Gude H, Hackenbroch V, Jüttner J: Der Jahrhundertmörder. Der Spiegel 2018; 16:46-53

17   Alioto TS et al.: A comprehensive assessment of somatic mutation detection in cancer using whole-genome sequencing. Nat Commun 2015; 6:100001

18   Ben-Haim MS et al.: Breaking the ceiling of human maximal life span. J Gerontol A Biol Sci Med Sci. 2017 Nov 7. doi:10.1093/gerona/glx219.

19   Pearse RM et al.: Mortality after Surgery in Europe: a 7 day cohort study. Lancet 2012; 380(9847):1059-65

20   Lazarou J, Pomeranz BH, Corey PN: Incidence of adverse drug reactions in hospitalized patients: a meta-analysis of prospective studies. JAMA 1998; 279(15):1200-5

21   Zastrow K-D: Krankenhausinfektionen – ein medizinisches, soziales und ökonomisches Problem. Passion Chirurgie 2016; 6(01):13-6; http://www.krankenhaushygiene.de/ ccUpload/upload/files/information/2016_01_Passion%20Chirurgie_Hygiene-Tipp.pdf; letzter Zugriff am 07.07.2016

22   Drogen- und Suchtbericht der Bundesregierung 2016; http://www.drogenbeauftragte.de/ fileadmin/dateien-dba/Service/Downloads/160928_Drogenbericht-2016_NEU_Sept.2016. pdf; letzter Zugriff am 08.08.2016

23   World Health Organization, Genf; http://www.who.int/mediacentre/news/releases/2016/ deaths-attributable-to-unhealthy-environments/en/; letzter Zugriff am 08.08.2016

24   Institute for Health Metrics and Evaluation; zitiert nach: Poor Diet is a factor in one in five deaths: global disease study reveals. The Guardian 2016; https://www.theguardian. com/society/2017/sep/14/poor-diet-is-a-factor-in-one-in-five-deaths-global-disease-study-reveals; letzter Zugriff am 11.06.2018

25   Hucklenbroich C: Infektionen: Fachleute rätseln über Anstieg der Todesfälle. Frankfurter Allgemeine Zeitung online; aktualisiert am 12.12.2013; http://www.faz. net/aktuell/gesellschaft/gesundheit/infektionen-fachleute-raetseln-ueber-anstieg-der-todesfaelle-12708361.html; letzter Zugriff am 11.06.2018

26   Fleming PS et al.: High quality of the evidence for medical and other health-related interventions was uncommon in Cochrane systematic reviews. J Clin Epidemiol 2016; 78:34-42

27   Bischoff P, Rundshagen I: Unerwünschte Wachheit während der Narkose. Dtsch Arztebl 2011; 108(1-2):1-7

28   Pearse RM et al.: Mortality after Surgery in Europe: a 7 day cohort study. Lancet 2012; 380(9847):1059-65

29   Nimptsch U, Mansky T: Todesfälle nach Cholezystektomien und Herniotomien—Analyse der deutschlandweiten Krankenhausabrechnungsdaten von 2009 bis 2013. Dtsch Arztebl 2015; 112(31-32):535-43

30   Zastrow K-D: Krankenhausinfektionen – ein medizinisches, soziales und ökonomisches Problem. Passion Chirurgie 2016; 6(01):13-6

31   Lazarou J, Pomeranz BH, Corey PN: Incidence of adverse drug reactions in hospitalized patients: a meta-analysis of prospective studies. JAMA 1998; 279(15):1200-5

32   Griffin MR, Piper JM, Daugherty JR et al.: Nonsteroidal anti-inflammatory drug use and increased risk for peptic ulcer disease in elderly persons. Ann Intern Med 1991; 114:257-263

33   Blech J: Das Schicksal in unserer Hand. Der Spiegel 2018; 1:91-7

34   Die Drogenbeauftragte: Drogen- und Suchtbericht der Bundesregierung 2017; Berlin Juli 2017

35   Piontek D, Kraus L: Epidemiologischer Suchtsurvey 2015. Sucht 2016; 62(5):257-94

36   Bundesvereinigung deutscher Apothekerverbände: Apotheke: Zahlen – Daten – Fakten 2015; https://www.abda.de/uploads/tx_news/ABDA_ZDF_2015_Brosch.pdf; letzter Zugriff am 08.07.2016

37   Gomes de Matos E et al.: Substanzkonsum in der Allgemeinbevölkerung in Deutschland – Ergebnisse des Epidemiologischen Suchtsurveys 2015. Sucht 2016; 62:271-81

38   Ärzte Zeitung, Neu Isenburg; https://www.aerztezeitung.de/medizin/krankheiten/diabetes/article/929875/neue-untersuchung-jeder-sechste-todesfall-durch-diabetes.html; letzter Zugriff am 11.06.2018

39   Diabetes: Mehr Todesfälle durch Diabetes in Deutschland als erwartet. Dtsch Arztebl 2017; 114(46):A-2126

40   Schaaber J: Absturz überfällig: Rosiglitazon. Pharma-Brief 2010; 8:7

41   Corrigan FM et al.: Organochlorine insecticides in substantia nigra in Parkinson's disease. J Toxicol Environ Health Part A 2000; 59(4):229-34

42   Friedmann J et al.: Großer Bums. Der Spiegel 2017; 52:40-2

43   European Commission: Special Eurobarometer 458. Attitudes of Europeans towards tobacco and electronic cigarettes. European Union 2017

44   Tobacco Control Ranking Scale 2016

45   European Environment Agency (EEA); http://www.eea.europa.eu/publications/air-quality-in-europe-2015; letzter Zugriff am 08.07.2016

46   Hoffmann B: Schlusswort zur Diskussion über Hoffmann B et al.: Luftqualität, Schlaganfall und koronare Ereignisse: Ergebnisse der Heinz Nixdorf Recall Studie aus dem Ruhrgebiet. Dtsch Arztebl 2015; 112(44):757

47   Maher BA et al.: Magnetite pollution nanoparticles in the human brain. Proc Natl Acad Sci USA 2016 Sep 6. pii: 201605941

48   Corrigan AE et al.: Fine particulate matters: The impact of air quality standards on cardiovascular mortality. Environ Res 2018; 161:364-9

49   European Environment Agency (EEA): Air quality in Europe – 2017 report. Luxemburg 2017

50   Maher BA et al.: Magnetite pollution nanoparticles in the human brain. Proc Natl Acad Sci U S A 2016; 113(39):10797-801

51   Deutsche Umwelthilfe e.V., Radolfzell

52   Deutsche Umwelthilfe e.V., Radolfzell: Pressemitteilung vom 01.02.2018; http://www.duh.de/pressemitteilung/deutsche-umwelthilfe-widerspricht-statt-70-sind-mehr-als-300-gemeinden-mit-dem-dieselabga/; letzter Zugriff am 11.06.2018

53   European Environment Agency (EEA): Air quality in Europe – 2017 report. Luxemburg 2017

54   Umweltbundesamt, Dessau-Roßlau

55   Deutsche Umwelthilfe e.V., Radolfzell; https://www.duh.de/abgasalarm/; letzter Zugriff am 11.06.2018

56   Krzyzanowski M, Kuna-Dibbert B, Schneider J (eds.): Health effects of transport-related air pollution. WHO 2005; http://www.eea.europa.eu/publications/air-quality-in-europe-2015; letzter Zugriff am 08.07.2016

57 European Environment Agency (EEA), Kopenhagen; http://www.eea.europa.eu/ publications/air-quality-in-europe-2015; letzter Zugriff am 08.07.2016

58 European Environment Agency (EEA): Air quality in Europe – 2017 report. Luxemburg 2017

59 Bundesanstalt für Gewässerkunde, Umweltbundesamt, Dessau-Roßlau

60 Umweltbundesamt, Dessau-Roßlau; zitiert nach: Bethge P: Den Bach runter. Der Spiegel 2018; 1:98-9

61 Norddeutscher Rundfunk, Hamburg; https://www.ndr.de/nachrichten/niedersachsen/ Fragen-und-Antworten-zu-Keim-Funden-in-Gewaessern,keime304.html; letzter Zugriff am 11.06.2018

62 Der Spiegel, Hamburg; http://www.spiegel.de/wissenschaft/natur/nitrat-im-grundwasser-eugh-verurteilt-deutschland-a-1214152.html; letzter Zugriff am 27.06.2018

63 Foodwatch e.V., Berlin; https://www.foodwatch.org/de/informieren/uran-im-wasser/2-minuten-info/?utm_source=CleverReach&utm_medium=email&utm_campaign=11-05-2018+2018-05-11_Uran-Sangerhausen_Nicht-Mitmacher_Mitglieder&utm_content=Mailing_12445568; letzter Zugriff am 16.05.2018

64 Mesnage R et al.: Major pesticides are more toxic to human cells than their declared active principles. Biomed Res Int 2014; 2014:179691

65 Krüger M, Lindner A, Heimrath J: Nachweis von Glyphosat im Urin freiwilliger, selbstzahlender Studienteilnehmer –»Urinale 2015«

66 Umweltschutzorganisation Global 2000, Wien; https://www.global2000.at/publikationen/ glyphosat-bier-oesterreich?gclid=EAIaIQobChMIutaaq4ae2wIVx5rVCh27PgGMEAAYAS AAEgJoxfD_BwE; letzter Zugriff am 24.05.2018

67 Bekelman JE et al.: Comparison of Site of Death, Heath Care Utilization, and Hospital Expenditures for Patients Dying with Cancer in Seven Developed Countries. JAMA 2016; 315(3):1-12

68 Deutsche Umwelthilfe e.V., Radolfzell

69 Ladwig W: Betrifft. Gift auf underen Feldern. SWR 2015; http://www.swr.de/betrifft/ betrifft-gift-pestizide/-/id=98466/did=16272762/nid=98466/1us2vrr/index.html; letzter Zugriff am 08.07.2016

70 Antwort der Bundesregierung auf die Anfrage der Bundestagfraktion Die Grünen; zitiert nach: http://www.handelsblatt.com/my/politik/international/eu-vertragsverletzungen-deutschland-bricht-eu-recht-am-haeufigsten/20927590.html?ticket=ST-307071-wkXfjV24Gqls5ysjpb7q-ap3; letzter Zugriff am 11.06.2018

71 World Health Organization, Genf; http://www.who.int/mediacentre/news/releases/2016/ deaths-attributable-to-unhealthy-environments/en/; letzter Zugriff am 11.06.2018

72 Statistisches Bundesamt, Wiesbaden

73 Brinkmann B: Fehlleistungen bei der Leichenschau in der Bundesrepublik Deutschland. Ergebnisse einer multizentrischen Studie (I) und (II), Arch Kriminol 1997; 199:2–12, 65–74

74 http://brilliantmaps.com/speed-limits/; letzter Zugriff am 11.06.2018

75 Statistisches Bundesamt, Wiesbaden; https://www.destatis.de/DE/ Publikationen/Thematisch/TransportVerkehr/Verkehrsunfaelle/ VerkehrsunfaelleZeitreihenPDF_5462403.pdf?__blob=publicationFile; letzter Zugriff am 11.06.2018

76 Statistisches Bundesamt, Wiesbaden; https://www.destatis.de/DE/ZahlenFakten/ Wirtschaftsbereiche/TransportVerkehr/Verkehrsunfaelle/Verkehrsunfaelle.html; letzter Zugriff am 11.06.2018

77   Bundesanstalt für Arbeitsschutz und Arbeitsmedizin (BAuA), Dortmund https://www.baua.de/DE/Angebote/Publikationen/Fakten/Unfallstatistik-2015.pdf?__ blob=publicationFile&v=7; letzter Zugriff am 11.06.2018

78   Statistisches Bundesamt, Wiesbaden; https://www.destatis.de/DE/Publikationen/ Thematisch/Gesundheit/Todesursachen/Todesursachen2120400147004.pdf?__ blob=publicationFile; letzter Zugriff am 19.08.2016

79   Scheuermann Ch: Diese Kinder. Der Spiegel 2018; 10:90-1

80   Bundesministerium des Innern: Bericht zur polizeilichen Kriminalstatistik 2016

81   Schmitt-Sausen N: Gerichtsmedizin: Mit Sachlichkeit gegen das Grauen. Dtsch Arzebl 208; 115(12):B-457-9

82   ntv, Köln; https://www.n-tv.de/politik/Starker-Anstieg-bei-Mord-und-Totschlag-article19807048.html; letzter Zugriff am 11.06.2018

83   Brinkmann B: Fehlleistungen bei der Leichenschau in der Bundesrepublik Deutschland. Ergebnisse einer multizentrischen Studie (I) und (II), Arch Kriminol 1997; 199:2–12,65–74

84   Beine KH, Turczynski J: Tatort Krankenhaus: Wie ein kaputtes System Misshandlungen und Morde an Kranken fördert. Droemer Knaur, München 2017

85   Statistisches Bundesamt, Wiesbaden; https://de.statista.com/themen/40/selbstmord/; letzter Zugriff am 11.06.2018

86   Statistisches Bundesamt, Wiesbaden; https://de.statista.com/statistik/daten/studie/583/ umfrage/sterbefaelle-durch-vorsaetzliche-selbstbeschaedigung/; letzter Zugriff am 11.06.2018

87   Ghibellino E: Goethe und Anna Amalia: Eine verbotene Liebe. 4. Auflage S. 275; Denkena Verlag, Weimar 2012

88   Million Women Study Collaborators: Breast cancer and hormone replacement therapy in the million women study. Lancet 2003; 362(9382):419-27

89   Lieberman DE, Bramble DM: The evolution of marathon running: capabilities in humans. Sports Med 2007; 37(4-5):288-90

90   Golbidi S et al.: Health Benefits of Fasting and Caloric Restriction. Curr Diab Rep 2017; 17(12):123

91   Colman RJ et al.: Caloric restriction reduces age-related and all-cause mortality in rhesus monkeys. Nat Commun 2014; 5:3557h

92   Hayflick L: Dietary restriction: theory fails to satiate. Science 2010; 329:1014–5; author reply 1015

93   Busse R: Welche Kosten verursacht das letzte Lebensjahr? Public Health Forum 1994; 2(4):16

94   McCarthy M: Chemotherapy does not improve quality of life in cancer patients at end of life, US study finds. BMJ 2015; 351:h4139

Strategien, um zu verhindern, Ihr Leben zu verkürzen

1   Hufeland CW: Die Kunst, das menschliche Leben zu verlängern. S. 599; Jena 1797

2   Treur JL et al.: Associations between smoking and caffeine consumption in two European cohorts. Addiction. 2016; 111(6):1059–68

3 Rohrmann S et al.: Meat consumption and mortality – results from the European Prospective Investigation into Cancer and Nutrition. BMC Med 2013; 11:63

4 Nöthlings U et al.: Meat and fat intake as risk factors for pancreatic cancer: the multiethnic cohort study. J Natl Cancer Inst 2005; 97(19):1458-65

5 Glick-Bauer M, Yeh MC: The health advantage of a vegan diet: exploring the gut microbiota connection. Nutrients 2014; 6(11):4822-38

6 Foodwatch e.V. Berlin; http://mailings.foodwatch.de/m/12141636/481753-c978c4a5c66a 1b0426e74238739c26a8; letzter Zugriff am 11.06.2018

7 Bartsch H, Ohshima H, Pignatelli B: Inhibitors of endogenous nitrosation. Mechanisms and implications in human cancer prevention. Mutat Res 1988; 202(2):307-24

8 Hufeland CW: Die Kunst, das menschliche Leben zu verlängern. S. 203; Jena 1797

9 Fields H et al.: Is Meat Killing Us? J Am Osteopath Assoc 2016; 116(5):296-300

10 Sotos-Prieto M et al.: Association of Changes in Diet Quality with Total and Cause-Specific Mortality. N Engl J Med 2017; 377(2):143-53

11 Mirzaei H, Suarez JA, Longo VD: Protein and amino acid restriction, aging and disease: from yeast to humans. Trends Endocrinol Metab 2014; 25(11):558-66

12 Campbell T: Masai and Inuit high protein diets: A closer look. 17.07.2015; http:// nutritionstudies.org/masai-and-inuit-high-protein-diets-a-closer-look/; letzter Zugriff am 11.06.2018

13 Singh PN et al.: Global epidemiology of obesity, vegetarian dietary patterns, and noncommunicable disease in Asian Indians. Am J Clin Nutr 2014; 100 Suppl 1:359S-64S

14 Goodman S: Typical lifetime dietary habits of centenarians. The centenarian; 18.09.2017

15 Cockburn H: Scientist»find key to longevity« in Italian village where one in 10 people live beyond 100 years. Independent 07.09.2016; http://www.independent.co.uk/life-style/ health-and-families/health-news/scientists-key-to-longevity-italy-acciaroli-centenarian-mediterranean-diet-a7230956.html; letzter Zugriff am 11.06.2018

16 Glasmachers J: Langlebigkeitsvölker – ein Überblick; https://www.gesundheitsfundament. de/fundament/langlebigkeitsvoelker/; letzter Zugriff am 11.06.2018

17 Resch E, Tribole E: Intuitive Eating: A Recovery Book For the Chronic Dieter. St. Martin's Paperbacks; New York 1996

18 Pollmer U, Warmuth S: Pillen, Pulver, Powerstoffe. Die falschen Versprechungen der Nahrungsergänzungsmittel. Eichborn Verlag, Frankfurt/M. 2008

19 Allesch RM: Arsenik. Verlag Ferdinand Kleinmayr, Klagenfurt 1959

20 Hufeland CW: Die Kunst, das menschliche Leben zu verlängern. S. 601ff; Jena 1797

21 Hufeland CW: Die Kunst, das menschliche Leben zu verlängern. S. 601; Jena 1797

22 Lobstein T, Jackson-Leach R: Planning for the worst: estimates of obesity and comorbidities in school-age children in 2025. Pediatr Obes 2016; 11(5):321-5

23 Hurst Y, Fukuda H: Effects of changes in eating speed on obesity in patients with diabetes: a secondary analysis of longitudinal health check-up data. BMJ Open 2018; 8:e019589

24 Hufeland CW: Die Kunst, das menschliche Leben zu verlängern. S. 382; Jena 1797

25 Hufeland CW: Die Kunst, das menschliche Leben zu verlängern. S. 381; Jena 1797

26 Hufeland CW: Die Kunst, das menschliche Leben zu verlängern. S. 381; Jena 1797

27 Hufeland CW: Die Kunst, das menschliche Leben zu verlängern. S. 600; Jena 1797

28   The Global BMI Mortality Collaboration: Body-mass index and all-cause mortality: individual-participant-data meta-analysis of 239 prospective studies in four continents. Lancet 2016; 388 (10046):776-86

29   Veronese N et al.: Combined associations of body weight and lifestyle factors with all cause and cause specific mortality in men and women: prospective cohort study. BMJ 2016; 355:i5855

30   Brandhorst S et al.: Protective effects of short-term dietary restriction in surgical stress and chemotherapy. Ageing Res Rev 2017; 39:68-77

31   Tsujimoto T, Kajio H, Sugiyama T: Association between hyperinsulinemia and increased risk of cancer death in nonobese and obese people: A population-based observational study. Int J Cancer 2017; 141(1):102-11

32   Thune I, Furberg AS: Physical activity and cancer risk: dose-response and cancer, all sites and site-specific. Med Sci Sports Exerc 2001; 33(6 Suppl.):S530-50

33   Afzal S et al.: Change in Body Mass Index Associated With Lowest Mortality in Denmark, 1976-2013. JAMA 2016; 315(18):1989-96

34   Snyder WS et al.: Report of the Task Group on Reference Man. ICRP Publication 23:40–5; Pergamon Press, Oxford (UK) 1975

35   Ebbeling CB et al.:Effects of dietary composition on energy expenditure during weight-loss maintenance. JAMA 2012; 307(24):2627-34

36   Chiu THT et al.: Taiwanese vegetarians and omnivores: dietary composition, prevalence of diabetes and IFG. PloS One 2014; 9(2):e88547

37   Vergnaud AC et al.: Meat consumption and prospective weight change in participants of the EPIC-PANACEA study. Am J Clin Nutr 2010; 92(2):398-407

38   Hahne D: Gewichtsverlust durch Sport wird überschätzt. Dtsch Arztebl 2018; 115(6):B-213-4

39   Hufeland CW: Die Kunst, das menschliche Leben zu verlängern. S. 600; Jena 1797

40   Hufeland CW: Die Kunst, das menschliche Leben zu verlängern. S. 378; Jena 1797

41   Mattson MP, Wan R: Beneficial effects of intermittent fasting and caloric restriction on the cardiovascular and cerebrovascular systems. J Nutr Biochem 2005; 16(3):129-37

42   Longo VD, Panda S: Fasting, Circadian Rhythms, and Time-Restricted Feeding in Healthy Lifespan. Cell Metab 2016; 23(6):1048-1059

43   Froy O: Circadian rhythms, nutrition and implications for longevity in urban environments. Proc Nutr Soc 2017 Oct 25:1-7; doi: 10.1017/S0029665117003962

44   Anton SD et al.: Flipping the Metabolic Switch: Understanding and Applying the Health Benefits of Fasting. Obesity (Silver Spring) 2018; 26(2):254-68

45   Barnosky AR: Intermittent fasting vs daily calorie restriction for type 2 diabetes prevention: a review of human findings. Translational Research 2014, 164,4:302-11

46   Ho KY et al.: Fasting enhances growth hormone secretion and amplifies the complex rhythms of growth hormone secretion in man. J Clin Invest 1988; 81(4):968–75

47   Mattson MP et al.: Meal frequency and timing in health and disease. Proc Natl Acad Sci USA 2014; 111(47):16647-53

48   Patterson RE, Sears DD: Metabolic Effects of Intermittent Fasting. Annu Rev Nutr 2017; 37:371-93

49   Brandhorst S, Longo VD: Fasting and Caloric Restriction in Cancer Prevention and Treatment. Recent Results Cancer Res 2016; 207:241-66

50   Sköldstam L, Larsson L, Lindström FD: Effect of fasting and lactovegetarian diet on rheumatoid arthritis. Scand J Rheumatol 1979; 8(4):249-55

51   Lerche O: Arthritis cure? Painful symptoms of condition could be eased by following THIS diet. Express 21.11.2016; https://www.express.co.uk/life-style/health/732999/rheumatoid-arthritis-osteoarthritis-pain-treatment-symptoms-diet-food; letzter Zugriff am 24.05.2018

52   S. Hift d L'Academis R. des Sciences. An 1769; nach: Hufeland CW: Die Kunst, das menschliche Leben zu verlängern. S. 67; Jena 1797

53   Kogevinas M et al.: Effect of mistimed eating patterns on breast and prostate cancer risk (MCC-Spain Study). Int J Cancer. 2018; doi:10.1002/ijc.31649

54   Monteiro CA et al.: The Food System. Processing. The big issue for disease, good health, well-being. World Nutrition 2012; 3(12):527-69

55   Ebbeling CB et al.:Effects of dietary composition on energy expenditure during weight-loss maintenance. JAMA 2012; 307(24):2627-34

56   Sen T et al.: Diet-driven microbiota dysbiosis is associated with vagal remodeling and obesity. Physiol Behav 2017; 173:305-17

57   Dehghan M et al.: Associations of fats and carbohydrate intake with cardiovascular disease and mortality in 18 countries from five continents (PURE): a prospective cohort study. Lancet 2017; 390(10107):2050-62

58   Tannahill R: Kulturgeschichte des Essens. Teil 6 S. 349; Lizenz Paul Neff, Wien – Stuttgart – Berlin 1973

59   Accum F: A treatise on adulterations of food, and culinary poisons. Bibliobazaar, Charleston 2008

60   Moubarac JC et al.: Food Classification Systems Based on Food Processing: Significance and Implications for Policies and Actions: A Systematic Literature Review and Assessment. Curr Obes Rep 2014; 3(2):256-72

61   Fiolet T et al.: Consumption of ultra-processed foods and cancer risk: results from NutriNet-Santé prospective cohort. BMJ 2018; 360:k322

62   https://www.thelocal.fr/20180419/french-public-warned-to-avoid-10-everyday-foods; letzter Zugriff am 25.05.2018

63   Amtsblatt der Europäischen Union; http://eur-lex.europa.eu/legal-content/DE/TXT/PDF/?uri=CELEX:32011R1129&from=EN; letzter Zugriff am 11.06.2018

64   Foodwatch e.V., Berlin; https://www.foodwatch.org/de/informieren/zucker-fett-co/mehr-zum-thema/isoglukose-was-verbraucher-wissen-muessen/; letzter Zugriff am 11.06.2018

65   Dinu M et al.: Ancient wheat species and human health: Biochemical and clinical implications. J Nutr Biochem 2017; 52:1-9

66   Gross R, Obermeister der Bäckerinnung; in : Prawitz U : Bäcker : Geliebt bis zum Umfallen. Bayerische Rundschau vom 21./22.10.2017, S.13

67   Helander HF, Fändriks L: Surface area of the digestive tract – revisited. Scand J Gastroenterol 2014; 49(6):681-9

68   Hopkins AB: Chicken soup cure may not be a myth. Nurse Pract 2003; 28(6):16

69   Hopkins AB: Chicken soup cure may not be a myth. Nurse Pract 2003; 28(6):16

70   McCarty MF: Proposal for a dietary «phytochemical index». Med Hypotheses 2004; 63(5):813-7

71   Borch D et al.: Potatoes and risk of obesity, type 2 diabetes, and cardiovascular disease in apparently healthy adults: a systematic review of clinical intervention and observational studies. Am J Clin Nutr 2016; 104(2):489-98

72 Visvanathan R et al.: Health-beneficial properties of potato and compounds of interest. J Sci Food Agric 2016; 96(15):4850-60

73 http://www.lukecoutinho.com/blog/nutrition/why-you-must-not-eat-or-drink-from-plastic-plates-and-bottles/; letzter Zugriff am 24.05.2018

74 Kim SH, Park MJ: Phthalate exposure and childhood obesity Ann Pediatr Endocrinol Metab 2014; 19(2):69–75

75 Klöting N et al.: Di-(2-Ethylhexyl)-Phthalate (DEHP) Causes Impaired Adipocyte Function and Alters Serum Metabolites. PLOS 2015; 10(12):e0143190

76 Öko-Test Verlag GmbH, Frankfurt am Main; http://www.oekotest.de/cgi/index.cgi?artnr= 107544&bernr=04&seite=04; letzter Zugriff am 07.12.2016

77 Raghupathi PK et al.: Microbiomes in Dishwashers: Analysis of the microbial diversity and putative opportunistic pathogens in dishwasher biofilm communities. Appl Environ Microbiol. 2018 Jan 12; pii: AEM.02755-17; doi:10.1128/AEM.02755-17

78 Gemeinsamer Bundesausschuss (G-BA); Beschluss vom 22.1.2015

79 Steven S et al.: Very-Low-Calorie Diet and 6 Months of Weight Stability in Type 2 Diabetes: Pathophysiologic Changes in Responders and Nonresponders. Diabetes Care 2016; 39(5):808-15

80 Brandhorst S et al.: Protective effects of short-term dietary restriction in surgical stress and chemotherapy. Ageing Res Rev 2017; 39:68-77

81 Park H et al.: Fasting glucose and risk of colorectal cancer in the Korean Multi-center Cancer Cohort. PLoS One 2017; 12(11):e0188465

82 Beeken RJ et al.: The Impact of Diet-Induced Weight Loss on Biomarkers for Colorectal Cancer: An Exploratory Study (INTERCEPT). Obesity (Silver Spring) 2017; 25 Suppl 2:S95-S101

83 Turner K: Radical Remission. Surviving Cancer against all Odds. HarperOne, New York 2014

84 O'Flanagan CH et al.: When less may be more: calorie restriction and response to cancer therapy. BMC Med 2017; 15(1):106

85 Wölnerhanssen BK et al.: Gut hormone secretion, gastric emptying, and glycemic responses to erythritol and xylitol in lean and obese subjects. Am J Physiol Endocrinol Metab 2016; 310(11):E1053-61

86 Hufeland CW: Die Kunst, das menschliche Leben zu verlängern. S. 371; Jena 1797

87 Khera AV et al.: Genetic Risk, Adherence to a Healthy Lifestyle, and Coronary Disease. N Engl J Med 2016; 375(24):2349-58

88 Semlitsch T et al.: Long-term effects of weight-reducing diets in people with hypertension. Cochrane Database Syst Rev 2016; 3:CD008274

89 Mattson MP, Longo VD, Harvie M: Impact of intermittent fasting on health and disease processes. Ageing Res Rev 2017; 39:46-58

90 Albert Einstein College of Medicine, New York; http://www.einstein.yu.edu/centers/aging/longevity-genes-project/; letzter Zugriff am 11.06.2018

91 Chida Y, Steptoe A: Positive psychological well-being and mortality: a quantitative review of prospective observational studies. Psychosom Md 2008; 70(7):741-56

92 Li Y et al.: Lifestyle of Chinese centenarians and their key beneficial factors in Chongqing, China. Asia Pac J Clin Nutr 2014; 23(2):309-14

93 Berkman LF, Syme SL: Social networks, host resistance, and mortality: a nine-year follow-up study of Alameda County residents. Am J Epidemiol 1979; 109(2):186-204

94 Brzeski J et al.: Effects of Competition on Physiological Measures. University Of Wisconsin Madison, Department of Physiology; http://jass.neuro.wisc.edu/2017/01/ Lab%20601%20Group%2010.pdf; letzter Zugriff am 11.06.2018

95 Friedrich-Alexander Universität, Erlangen-Nürnberg; https://www.fau.de/2017/06/news/ die-munteren-neunzigjaehrigen/; letzter Zugriff am 11.06.2018

96 Cunningham CJ et al.: Survival of patients discharged to long term care. Ir Med J 2008; 101(10):305-7

97 Nijsten JMH et al.: Apathy: Risk Factor for Mortality in Nursing Home Patients. J Am Geriatr Soc 2017; 65(10):2182-9

98 Beine KH, Turczynski J: Tatort Krankenhaus: Wie ein kaputtes System Misshandlungen und Morde an Kranken fördert. Droemer Knaur, München 2017

99 Epel ES, Lithgow GJ: Stress biology and aging mechanisms: toward understanding the deep connection between adaptation to stress and longevity. J Gerontol A Biol Sci Med Sci 2014; 69,1:S10-6

100 Tartakovsky L et al.: In-vehicle particle air pollution and its mitigation. Atmospheric Environment 2013; 64:320–8

101 Busch K: Die Arbeitsunfähigkeit in der Statistik der GKV. In: Badura B et al. (Hrsg.): Fehlzeiten-Report 2017. Schwerpunkt: Krise und Gesundheit – Ursachen, Prävention, Bewältigung. Wissenschaftliches Institut der AOK (WIdO); Berlin 2017

102 Puterman E et al.: Determinants of telomere attrition over 1 year in healthy older women: stress and health behaviors matter. Mol Psychiatry 2015; 20(4):529-35

103 Sandow E: Til Work Do Us Part: The Social Fallacy of Long-distance Commuting. Urban Studies 2014; 51(3):526-43

104 Hufeland CW: Die Kunst, das menschliche Leben zu verlängern. S. 83; Jena 1797

105 Hufeland CW: Die Kunst, das menschliche Leben zu verlängern. S. 84; Jena 1797

106 Hufeland CW: Die Kunst, das menschliche Leben zu verlängern. S. 549; Jena 1797

107 Fang J et al.: Sleep duration and history of stroke among adults from the USA. J Sleep Res 2014; 23(5):531-7

108 Von Ruesten A et al.: Association of sleep duration with chronic diseases in the European Prospective Investigation into Cancer and Nutrition (EPIC)-Potsdam study. PLosOne 2012; 7(1):e30972

109 Pagli ai G et al.: Relationship between sleep pattern and efficacy of calorie-restricted Mediterranean diet in overweight/obese subjects. Int J Food Sci Nutr. 2018; 69(1):93-9

110 Prather AA et al.: Shorter leukocyte telomere length in midlife women with poor sleep quality. J Aging Res 2011; 2011:721390

111 Psychology today, New York; https://www.psychologytoday.com/intl/blog/evidence-based-living/201803/the-evidence-melatonin-insomnia; letzter Zugriff am 24.05.2018

112 Knutson KL, von Schantz M: Associations between chronotype, morbidity and mortality in the UK Biobank cohort. Chronobiol Int 2018; 11:1-9

113 O'Donovan G et al.: Association of «Weekend Warrior" and Other Leisure Time Physical Activity Patterns With Risks for All-Cause, Cardiovascular Disease, and Cancer Mortality. JAMA Intern Med 2017; 177(3):335-42

114 Keum N et al.: Association of Physical Activity by Type and Intensity with Digestive System Cancer Risk. JAMA Oncol 2016; 2(9):1146-53

115 Neufer PD et al.: Understanding the cellular and molecular mechanisms of physical activity-induced health benefits. Cell Metab 2015; 22:4–11

116 Hufeland CW: Die Kunst, das menschliche Leben zu verlängern. S. 559; Jena 1797

117   Hufeland CW: Die Kunst, das menschliche Leben zu verlängern. S. *559*; Jena 1797

118   Warburton DER, Bredin SSD: Health benefits of physical activity: a systematic review of current systematic reviews. Curr Opin Cardiol 2017; 32(5):541-56

119   Ekblom-Bak E et al.: The importance of non-exercise physical activity for cardiovascular health and longevity. Br J Sports Med 2014; 48(3):233-8

120   Smith JJ et al.: The health benefits of muscular fitness for children and adolescents: a systematic review and meta-analysis. Sports Med 2014; 44(9):1209-23

121   Glasmachers J: Langlebigkeitsvölker – ein Überblick; https://www.gesundheitsfundament. de/fundament/langlebigkeitsvoelker/; letzter Zugriff am 11.06.2018

122   Rom O et al.: Lifestyle and sarcopenia-etiology, prevention, and treatment. Rambam Maimonides Med J 2012; 3(4):e0024

123   Mann S et al.: Comparative effects of three 48-week community-based physical activity and exercise interventions on aerobic capacity, total cholesterol and mean arterial blood pressure. BMJ Open Sport Exerc Med 2016; 2(1):e000105

124   Allen C, Glasziou P, Del Mar C: Bed rest: a potentially harmful treatment needing more careful evaluation. Lancet 1999; 354:1229-33

125   Jørgensen FR et al.: Naproxen (Naprosyn) and mobilization in the treatment of acute ankle sprains. Ugeskr Laeger 1986; 148:1266-8

126   Wood A et al.: Risk thresholds for alcohol consumption: combined analysis of individual-participant data for 599912 current drinkers in 83 studies. Lancet 2018; 391(10129):1513-23

127   European Commission: Special Eurobarometer 458. Attitudes of Europeans towards tobacco and electronic cigarettes. European Union 2017

128   Auer R et al.: Heat-not-burn tobacco cigarettes: Smoke by any other name. JAMA Intern Med 2017; 177:1050-2

129   Ruprecht A et al.: Environmental pollution and emission factors of electronic cigarettes, heat-not-burn tobacco products, and conventional cigarettes. Aerosol Sci Technol 2017; 51:674-84

130   The Independent, London; http://www.independent.co.uk/news/vaping-health-problems-smoking-e-cigarettes-north-carolina-study-danger-lung-conditions-disease-a8016861. html; letzter Zugriff am 11.06.2018

131   Karila L et al.: Acute and long-term effects of cannabis use: a review. Curr Pharm Des 2014; 20(25):4112-8

132   Cho CM, Hirsch R, Johnstone S: General and oral health implications of cannabis use. Aust Dent J 2005; 50(2):70-4

133   Bhala N et al.: Vascular and upper gastrointestinal effects of non-steroidal anti-inflammatory drugs: meta-analyses of individual participant data from randomised trials. Lancet 2013; 382(9894):769-79

134   Schmidt M, Sørensen HT, Pedersen L: Diclofenac use and cardiovascular risks: series of nationwide cohort studies. BMJ 2018; 362:k3426. doi: 10.1136/bmj.k3426

135   Griffin MR, Piper JM, Daugherty JR et al.: Nonsteroidal anti-inflammatory drug use and increased risk for peptic ulcer disease in elderly persons. Ann Intern Med 1991; 114:257-63

136   Environmental Protection Agency Victoria; https://www.epa.vic.gov.au/~/media/ Publications/1025.pdf; letzter Zugriff am 11.06.2018

137   Jantunen MJ et al.: Air Pollution Exposure in European Cities: the EXPOLIS Study; https://thl.fi/expolis/files/final_report.pdf; letzter Zugriff am 10.06.2018

138 European Commission; http://europa.eu/rapid/press-release_IP-03-1278_en.htm; letzter Zugriff am 10.06.2018

139 Daisey JM, Angell WJ, Apte MG: Indoor air quality, ventilation and health symptoms in schools: an analysis of existing information. Indoor Air 2003; 13(1):53-64

140 Kreuzer M, McLaughlin J: Radon. In: WHO Guidelines for Indoor Air Quality: Selected Pollutants. Genf 2010

141 López-Abente G et al.: Residential radon and cancer mortality in Galicia, Spain. Sci Total Environ 2018; 610-611:1125-32

142 Hofmann R et al.: Oxygen Therapy in Suspected Acute Myocardial Infarction. N Engl J Med 2017; 377(13):1240-9

143 Roffe C et al.: Effect of Routine Low-Dose Oxygen Supplementation on Death and Disability in Adults With Acute Stroke: The Stroke Oxygen Study Randomized Clinical Trial. JAMA 2017; 318(12):1125-35

144 Mayo Clinic, Rochester; https://www.mayoclinic.org/tests-procedures/hyperbaric-oxygen-therapy/about/pac-20394380; letzter Zugriff am 11.06.2018

145 Bader W: Sleep safe in a toxic world: Your guide to a safe night's sleep. Freedom Press 2011

146 He C, Morawska L, Taplin L: Particle Emission Characteristics of Office Printers. Environ Sci Technol 2007; 41(17):6039-45

147 Corsi RL, Siegel JA, Chiang C: Particle resuspension during the use of vacuum cleaners on residential carpet. J Occup Environ Hyg 2008; 5(4):232-8

148 Knibbs LD et al.: Vacuum cleaner emissions as a source of indoor exposure to airborne particles and bacteria. Environ Sci Technol 2012; 46(1):534-42

149 Svanes Ø et al.: Cleaning at Home and at Work in Relation to Lung Function Decline and Airway Obstruction. Am J Respir Crit Care Med 2018; 197(9):1157-63

150 Environmental Protection Agency Victoria; https://www.epa.vic.gov.au/~/media/Publications/1025.pdf; letzter Zugriff am 11.06.2018

151 Institut für Umweltphysik, Heidelberg; http://www.presseportal.de/pm/53065/3330808; letzter Zugriff am 08.07.2016

152 Barnes NM et al.: In-Cabin Air Quality during Driving and Engine Idling in Air-Conditioned Private Vehicles in Hong Kong. Int J Environ Res Public Health 2018; 15(4) pii:E611

153 Mazur A.: [An attempt to estimate the mean life expectancy by city size in Poland]. Studia Demogr 1986; 2(4/86):49-69

154 Singh GK, Siahpush M: Widening rural-urban disparities in life expectancy, U.S. 1969-2009. Am J Prev Med 2014; 46(2):e19-29

155 Liu Y et al.: Residue levels and risk assessment of pesticides in nuts of China. Chemosphere 2016;144:645-51

156 https://www.extremnews.com/berichte/ernaehrung/28d614901b09a93; letzter Zugriff am 25.05.2018

157 Greger M, Stone G: How not to die. S. 106f und 262; Macmillan Publishers, Basingstoke 2016

158 Greger M, Stone G: How not to die. S. 106f; Macmillan Publishers, Basingstoke 2016

159 Foodwatch e.V., Berlin

160 Ulaszewska MM, Zuccato E, Davoli E: PSDD/Fs and dioxin-like PCBs in human milk and estimation of infants' daily intake: a review. Chemosphere 2011; 83(6):774-82

161   Lambe M, Hsieh CC, Chan HW et al. Parity, age at first and last birth, and risk of breast cancer: a population-based study in Sweden. Breast Cancer Research and Treatment 1996; 38(3):305–11

162   Gunderson EP et al.: Lactation duration and progression to diabetes in women across the childbearing years – The 30-year CARDIA study. JAMA Intern Med 2018; 178(3):328-37

163   Kim SA et al.: Evolutionarily adapted hormesis-inducing stressors can be a practical solution to mitigate harmful effects of chronic exposure to low dose chemical mixtures. Environ Pollut 2017; 233:725-34

164   Hintzsche M, Gebauer D: Environmental noise directive in Germany. http://www.sea-acustica.es/fileadmin/Oporto16/1.pdf; letzter Zugriff am 18.06.2018

165   Schmidt F et al.: Nighttime aircraft noise impairs endothelial function and increases blood pressure in patients with or at high risk for coronary artery disease. Clin Res Cardiol 2015; 104(1):23-30

166   Hansell A et al.: Aircraft noise and cardiovascular disease near Heathrow Airport in London: small area study. BMJ 2013; 347:f5432

167   WHO Regional office for Europe (Fritschi L et al. (Eds.)): Burden of Disease from environmental noise: Quantification of healthy life years lost in Europe. Kopenhagen 2011

168   Reuther G: Der betrogene Patient. S. 133; Riva Verlag, München 2017

169   67.000 Tote durch Infektionen in Kliniken und Praxen durch mangelnde Hygiene? Deutsche Apotheker Zeitung vom 08.04.2016; https://www.deutsche-apotheker-zeitung.de/news/artikel/2016/04/08/67-000-tote-in-kliniken-und-praxen-durch-mangelnde-hygiene; letzter Zugriff am 11.06.2018

170   Zastrow K-D: Krankenhausinfektionen – ein medizinisches, soziales und ökonomisches Problem. Passion Chirurgie 2016; 6(01):13-6 http://www.krankenhaushygiene.de/ccUpload/upload/files/information/2016_01_Passion%20Chirurgie_Hygiene-Tipp.pdf; letzter Zugriff am 07.07.2016

171   Ott E et al.: The prevalence of nosocomial and community acquired infections in a university hospital: an observational study. Dtsch Arztebl 2013; 110(31-32):533-40

172   Robert Koch-Institut, Berlin

173   Wicker S et al.: Influenza: Akzeptanz der Schutzimpfung bei medizinischem Personal. Auswertung zur Influenzasaison 2006/2007. Dtsch Med Wochenschr 2007; 132(33):1683-7

174   Hamburger M Jr: Transfer of beta hemolytic streptococci by shaking hands. Am J Med 1947; 2(1):23-5

175   Ghareeb PA et al.: Reducing pathogen transmission in a hospital setting. Handshake versus fist bump: a pilot study. J Hosp Infect 2013; 85(4):321-3

176   Bundesamt für Risikobewertung, Berlin; http://www.bfr.bund.de/de/problematik_der_lebensmittelinfektion-11100.html; letzter Zugriff am 11.06.2018

177   Rocourt J et al.: The present state of foodborne disease in OECD countries. S. 1-43; Weltgesundheitsorganisation WHO, Genf 2003

178   Höller C: Verborgene Risiken – Umfang und Bedeutung von Lebensmittelinfektionen in Deutschland. https://www.lgl.bayern.de/gesundheit/hygiene/lebensmittel/lebensmittelinfektionen_deutschland.htm; letzter Zugriff am 12.06.2018

179   Schmidt K, Gervelmeyer A: WHO surveillance programme for control of foodborne infection and intoxication in Europe – 8th report 1999 – 2000, World Health Organization, Genf 2003

180   Greger M, Stone G: How not to die. S. 106f; Macmillan Publishers, Basingstoke 2016

181   Humphrey TJ et al.: The survival of salmonellas in shell eggs cooked under simulated domestic conditions. Epidemiol Infect 1989; 103:35-45

182   Robert Koch-Institut, Berlin

183   Statistisches Bundesamt, Wiesbaden; https://de.statista.com/statistik/daten/studie/180499/umfrage/todesfaelle-durch-ehec-erreger-in-deutschland-seit-2000/; letzter Zugriff am 11.06.2018

184   Velasquez-Manoff M: An epidemic of absence. Scribner, New York 2013

185   Bhute S et al.: Molecular Characterization and Meta-Analysis of Gut Microbial Communities Illustrate Enrichment of Prevotella and Megasphaera in Indian Subjects. Front Microbiol 2016; 7:660

186   Brinkmann B: Fehlleistungen bei der Leichenschau in der Bundesrepublik Deutschland. Ergebnisse einer multizentrischen Studie (I) und (II), Arch Kriminol 1997; 199:2–12,65–74

187   BILD Zeitung, Berlin; https://www.bild/de/news/inland/messer/messer-angst-in-deutschland-55137456.bild.html; letzter Zugriff am 11.06.2018

188   ADAC e.V., München; https://www.adac.de/infotestrat/adac-im-einsatz/motorwelt/gefaehrlicher_1_mai.aspx?ComponentId=235797&SourcePageId=6729; letzter Zugriff am 11.06.2018

189   Statistisches Bundesamt, Wiesbaden; https://www.destatis.de/DE/ZahlenFakten/Wirtschaftsbereiche/TransportVerkehr/Verkehrsunfaelle/Tabellen/FehlverhaltenFahrzeugfuehrer.html;jsessionid=5C1DA7FE2E6F41DF5622C785A5B52337.InternetLive1; letzter Zugriff am 11.06.2018

190   Allianz Deutschland: Ablenkung gefährlicher als Alkohol. München, 29.11.2016; https://www.allianzdeutschland.de/ablenkung-gefaehrlicher-als-alkohol/id_79645060/index; letzter Zugriff am 11.06.2018

191   Hufeland CW: Die Kunst, das menschliche Leben zu verlängern. S. 574; Jena 1797

192   ADAC e.V., München

193   Kweon YJ, Kockelman KM: Overall injury risk to different drivers: Combining exposure, frequency and severity models. Accident Analysis and Prevention 2003; 35(3):414-50

194   Statistisches Bundesamt, Wiesbaden; https://www.destatis.de/DE/Publikationen/Thematisch/TransportVerkehr/Verkehrsunfaelle/UnfaelleZweirad5462408167004.pdf?__blob=publicationFile; letzter Zugriff am 11.06.2018

195   Shaw GB: Trost für Kranke. S. 67; LIT Verlag, Münster 2003

196   Bundesanstalt für Arbeitsschutz und Arbeitsmedizin (BAuA), Dortmund https://www.baua.de/DE/Angebote/Publikationen/Fakten/Unfallstatistik-2015.pdf?__blob=publicationFile&v=7; letzter Zugriff am 11.06.2018

197   Jahn K et al.: Schwindel und Gangunsicherheit im Alter. Ursachen, Diagnostik und Therapie Dtsch Arztebl 2015; 112(23):387-93

198   Butt DA et al.: The risk of hip fracture after initiating antihypertensive drugs in the elderly. Arch Intern Med 2012; 172:1739-44

199   Friedrich-Alexander-Universität, Erlangen; https://www.fau.de/2017/12/news/wissenschaft/die-munteren-neunzigjaehrigen-2/; letzter Zugriff am 11.06.2018

200   Christiansen E et al.: SSRIs and risk of suicide attempts in young people – A Danish observational register-based historical cohort study, using propensity score. Nord J Psychiatry 2016; 70(3):167-75

201   Jadhav S et al.: Non-cancer mortality in workers in the meat and delicatessen departments of supermarkets (1950-2006). Environ Res 2015; 142:155-60

202 Johnson ES, Ndetan H, Lo KM: Cancer mortality in poultry slaughtering/processing plant workers belonging to a union pension fund. Environ Res 2010; 110(6):588-94

203 Kecklund G, Axelsson L: Health consequences of shift work and insufficient sleep. BMJ 2016; 355:i5210

204 McNeely E et al.: Cancer prevalence among flight attendants compared to the general population. Environ Health 2018; 17(1):49

205 Bericht der Bundesregierung über den Stand von Sicherheit und Gesundheit bei der Arbeit und über das Unfall- und Berufskrankheitengeschehen in der Bundesrepublik Deutschland im Jahr 2016; https://www.bmas.de/SharedDocs/Downloads/DE/PDF-Meldungen/2017/sicherheit-und-gesundheit-bei-der-arbeit-berichtsjahr-2016.pdf?__blob=publicationFile&v=2

206 Prasad V, Lenzer J, Newman DH: Why cancer screening has never been shown to «save lives"--and what we can do about it. BMJ 2016; 352:h6080

207 Albers P: PREFERE-Studie (2): Was ist für die Zukunft abzuleiten? Dtsch Arztebl 2016; 113(50):B-1903-4

208 Caplan L: Delay in Breast Cancer: Implications for Stage at Diagnosis and Survival. Front Public Health 2014; 2:87

209 Harding C et al.: Breast Cancer Screening, Incidence, and Mortality Across US Counties. JAMA Intern Med. 2015; 175(9):1483-9

210 Mühlhauser I: Unsinn Vorsorgemedizin – Wem sie nützt, wem sie schadet. Rowohlt 2017

211 Brenner H et al.: Rückgang der Inzidenz und Mortalität von Darmkrebs in Deutschland. Analyse zeitlicher Trends in den ersten 10 Jahren nach Einführung der Vorsorgekoloskopie. Dtsch Arztebl 2016; 113(7):101-6

212 Trewby PN et al.: Are preventive drugs preventive enough? A study of patients' expectations of benefit from preventive drugs. Clin Med 2002; 2(6):527-33

213 McNeil JJ et al.: Effect of Aspirin on All-Cause Mortality in the Healthy Elderly. N Engl J Med 2018; doi: 10.1056/NEJMoa1803955

214 The NNT Group; http://www.thennt.com/nnt/statins-for-heart-disease-prevention-without-prior-heart-disease/; letzter Zugriff am 13.07.2016

215 The NNT Group; http://www.thennt.com/nnt/statins-for-heart-disease-prevention-without-prior-heart-disease/; letzter Zugriff am 08.07.2016

216 Evans MA, Golomb BA: Statin-associated adverse cognitive effects: survey results from 171 patients. Pharmacotherapy 2009; 29(7):800-11

217 Petersen LK, Christensen K, Kragstrup J: Lipid-lowering treatment to the end? A review of observational studies and RCTs on cholesterol and mortality in 80+-year olds. Age Ageing 2010; 39(6): 674–80

218 Arzneimittelkommission der deutschen Ärzteschaft, Berlin; https://www.akdae.de/Arzneimitteltherapie/AVP/vorab/SPRINT-Studie.pdf; letzter Zugriff am 11.06.2018

219 Butt DA et al.: The risk of hip fracture after initiating antihypertensive drugs in the elderly. Arch Intern Med 2012; 172:1739-44

220 Sutcliffe P et al.: Aspirin in primary prevention of cardiovascular disease and cancer: a systematic review of the balance of evidence from reviews of randomized trials. PLoS One 2013; 8(12):e81970

221 Romero R et al.: Metformin, the aspirin of the 21st century: its role in gestational diabetes mellitus, prevention of preeclampsia and cancer, and the promotion of longevity. Am J Obstet Gynecol 2017; 217(3):282-302

222 López-Otín C et al.: Metabolic Control of Longevity. Cell 2016; 166,4:802–21

223 Bitto A et al.: Transient rapamycin treatment can increase lifespan and healthspan in middle-aged mice. eLife. 2016; 5:e16351

224 Haw JS et al.: Long-term sustainability of diabetes prevention approaches. A systematic review and metaanalysis of randomized clinical trials. JAMA Intern Med 2017; 177:1808-17

225 Staffa JA, Chang J, Green L: Cerivastatin and reports of fatal rhabdomyolysis. N Engl J Med 2002; 346(7):539-40

226 Camm AJ: Hopes and disappointments with antiarrhythmic drugs. Int J Cardiol 2017; 237:71-4

227 Bennett DA: Lack of Benefit with Idalopir-dine for Alzheimer Disease: Another Therapeutic Failure in a Complex Disease Process. JAMA 2018; 319 (2):123–5

228 Baxter GJ et al.: Salicylic acid in soups prepared from organically and non-organically grown vegetables. Eur J Nutr 2001; 40(6):289-92

229 Martin RM et al.: Mortality and morbidity surrounding coronary artery bypass surgery and the public presentation of risk. J Epidemiol Community Health 2002; 56(6):430-1

230 Al-Lamee R et al.: Percutaneous coronary intervention in stable angina (ORBITA): a double-blind, randomised controlled trial. Lancet 2018; 391(10115):31-40

231 Eurostat, Luxemburg; http://ec.europa.eu/eurostat/statistics-explained/index.php/Cardiovascular_diseases_statistics; letzter Zugriff am 09.06.2018

232 Marquardt L et al: Low risk of ipsilateral stroke in patients with asymptomatic carotid stenosis on best medical treatment: a prospective, population-based study. Stroke. 2010; 41:ell–el7

233 Zylka-Menhorn V: Familiärer Brustkrebs: Wie neue Brustkrebsgene zu bewerten sind. Dtsch Arztebl 2017; 114(18):A-894

234 Copson ER et al.: Germline BRCA mutation and outcome in young-onset breast cancer (POSH): a prospective cohort study. Lancet Oncol 2018; 19(2):169-80

235 Frank TS et al.: Clinical characteristics of individuals with germline mutations in BRCA1 and BRCA2: analysis of 10,000 individuals. J Clin Oncol 2002; 20(6):1480-90

236 Million Women Study Collaborators: Endometrial cancer and hormone-replacement therapy in the Million Women Study. Lancet 2005; 365:1543–51

237 Humphries S, Bystianek R: Die Impf-Illusion: Infektionskrankheiten, Impfungen und die unterdrückten Fakten. 2. Auflage; Kopp Verlag, Rottenburg/Neckar 2018

238 Robert Koch-Institut, Berlin; https://www.rki.de/DE/Content/Infekt/Impfen/Praevention/elimination_04_01.html; letzter Zugriff am 11.06.2018

239 Weltgesundheitsorganisation (WHO), Genf: Weekly epidemiological record 2017; 92(17):205–28; letzter Zugriff am 11.06.2018

240 Cochrane Primary Care, London; http://www.cochraneprimarycare.org/pearls/limited-evidence-effectiveness-influenza-vaccine-healthy-adults; letzter Zugriff am 11.06.2018

241 Robert Koch-Institut: Tetanus Todesfall bei ungeimpfter Rentnerin – ein Fallbericht aus Bayern. Epidemiologisches Bulletin 2016; Nr. 30 vom 1.08.2016

242 Kinderärzte im Netz e.V.; https://www.kinderaerzte-im-netz.de/krankheiten/tetanus-wundstarrkrampf/; letzter Zugriff am 11.06.2018

243 Tolzin HUP: Die Tetanus-Lüge. Tolzin Verlag, Schwäbisch Hall 2010

244 Kaiser R: Frühsommer-Meningoenzephalitis: Prognose für Kinder und Jugendliche günstiger als für Erwachsene. Dtsch Arztebl 2004; 101(33):A-2260-4

245 Netdoktor; https://www.netdoktor.at/krankheit/zeckenkrankheiten-7688; letzter Zugriff am 18.06.2018

246 Robert Koch-Institut, Berlin

247 Ärzte für individuelle Impfentscheidung e.V., Heidelberg; https://www.individuelle-impfentscheidung.de/index.php/impfen-mainmenu-14/31-fsme; letzter Zugriff am 08.06.2018

248 Zylka-Menhorn V: Influenzaimpfstoff 2016/17: Vakzine wirkt nur «suboptimal". Dtsch Arztebl 2017; 114(9):B-362

249 Robert Koch-Institut, Berlin

250 Haug CJ: Human papillomavirus vaccination – reasons for caution. N Engl J Med 2008; 359:861–2

251 Arbyn M et al.: Prophylactic vaccination against human papillomaviruses to prevent cervical cancer and its precursors. Cochrane Database of Systematic Reviews 2018; 5:CD009069

252 Universität Bielefeld; http://www.uni-bielefeld.de/gesundhw/ag3/downloads/Stellungnahme_Wirksamkeit_HPV-Impfung_mit_Referenzen.pdf; letzter Zugriff am 08.07.2016

253 Deutsche Krebsgesellschaft e.V., Berlin; https://www.krebsgesellschaft.de/onko-internetportal/basis-informationen-krebs/basis-informationen-krebs-allgemeine-informationen/krebshaeufigkeit-die-aktuellen-.html; letzter Zugriff am 22.05.2018

254 Gerhardus A: Gebärmutterhalskrebs: Wie wirksam ist die HPV-Impfung? Dtsch Arztebl 2009; 106(8):A-330-4

255 https://morehealthlesshealthcare.com/vaccines/life-expectancy-dogma/; letzter Zugriff am 01.06.2018

256 Martinon-Torres F et al.: Life-threatening infections in children in Europe (the EUCLIDS Project): a prospective cohort study. Lancet Child Adolesc 2018; http://dx.doi.org/10.1016{S2352-4642(18)30113-5

257 Robert Koch-Institut, Berlin

258 Humphries S, Bystianek R: Die Impf-Illusion: Infektionskrankheiten, Impfungen und die unterdrückten Fakten. 2. Auflage; Kopp Verlag, Rottenburg/Neckar 2018

259 Expertensymposium des Deutschen Ärzteverlages am 16.04.2018; https://www.dgim-onlinekongress.de/; letzter Zugriff am 09.06.2018

260 White DW, Beard RS, Barton ES: Immune modulation during latent herpes virus infection. Immunol Rev 2012; 245(1):189-208

261 Mawson AR et al.: Pilot comparative study on the health of vaccinated and unvaccinated 6- to 12- year old U.S. children. doi:10.15761/JTS.1000186

262 Gatti AM, Montanari S (2016) New Quality-Control Investigations on Vaccines: Micro- and Nanocontamination. Int J Vaccines Vaccin 4(1):00072

263 Dr. Helmut Jäger, Hamburg; persönliche Kommunikation

264 Wenzel-Seifert K et al.: Unerwünschte kardiovaskuläre Wirkungen von Psychopharmaka. Psychopharmakotherapie 2013; 20:148-57

265 Lehmann P: Der chemische Knebel. Warum Psychiater Neuroleptika verabreichen. 7. Auflage; Antipsychiatrieverlag, Berlin 2015

266 Lenzen-Schulte M: Nitratsupplementierung: Die ganz andere Kardioprotektion. Dtsch Arztebl 2018; 115(19):B-786-7

267 Blekkenhorst et al.: Cruciferous and Allium Vegetable Intakes are Inversely Associated With 15-Year Atherosclerotic Vascular Disease Deaths in Older Adult Women. J Am Heart Assoc 2018; 7:e008391

268 Center of Disease Control (CDC), Atlanta; https://www.cdc.gov/nutritionreport/99-02/pdf/nr_ch4a.pdf; letzter Zugriff am 11.06.2018

269 Fleming PS et al.: High quality of the evidence for medical and other health-related interventions was uncommon in Cochrane systematic reviews. J Clin Epidemiol 2016; 78:34-42

270 World Health Organization, Genf: The selection and use of essential medicines 2017; WHO headquarters Geneva 2017; http://www.who.int/medicines/publications/essentialmedicines/EML_2017_ExecutiveSummary.pdf?ua=1; letzter Zugriff am 11.06.2018

271 Hempe JM et al.: The hemoglobin glycation index identifies subpopulations with harms or benefits from intensive treatment in the ACCORD trial. Diabetes Care 2015; 38(6):1067-74

272 Al-Lamee R et al.: Percutaneous coronary intervention in stable angina (ORBITA): a double-blind, randomised controlled trial. Lancet 2018; 391(10115):31-40

273 Monk P et al.: The urgent need for evidence in arthroscopic meniscal surgery. Am J Sports Med 2017; 45(4):965-73

274 Wartolowska K et al.: Use of placebo controls in the evaluation of surgery: systematic review. BMJ 2014;348:g3253

275 Larson EB et al.: Adverse Drug Reactions Associated with Global Cognitive Impairment in Elderly Persons. Ann Int Med 1987; 107:169–73

276 Gießelmann K: Studienevidenz: Alte Menschen unterrepräsentiert. Dtsch Arztebl 2018; 115(10):B-379-80

277 Der Spiegel, Hamburg; http://www.spiegel.de/gesundheit/diagnose/nuernberg-so-geht-es-ueber-90-jaehrigen-laut-einer-aktuellen-studie-a-1182364.html; letzter Zugriff am 11.06.2018

278 Rottlaender D, Scherner M, Schneider T, Erdmann E: Multimedikation, Compliance und Zusatzmedikation bei Patienten mit kardiovaskulären Erkrankungen. Deutsche Medizinische Wochenschrift 2007; 132:139–44

279 http://www.azquotes.com/author/14379-Thomas_Sydenham; letzter Zugriff am 22.05.2018

280 Prescrire International 2015; zitiert nach: Schaaber J: 10 Mythen der Pharmaindustrie: Von zauberhaften Gewinnen und fehlenden Medikamenten. Pharma-Brief Spezial 2016; 2:3–15

281 Jawad M et al.: Swedish surgical outcomes study (SweSOS): An observational study on 30-day and 1-year mortality after surgery. Eur J Anaesthesiol 2016; 33(5):317-25

282 Nimptsch U, Mansky T: Todesfälle nach Cholezystektomien und Herniotomien. Dtsch Arztebl 2015; 112(31/32):535-43

283 Monk TG, Price CC: Postoperative cognitive Disorders. Curr Opin Crit Care 2011; 17(4):10.1097/MCC.0b013e328348bece

284 Brouquet A et al.: Impaired mobility, ASA status and administration of tramadol are risk factors for postoperative delirium in patients aged 75 years or more after major abdominal surgery. Ann Surg 2010; 51(4):759-65

285 Coburn M et al.: Postoperative kognitive Dysfunktion. Anästhesist 2010; 59(2):177-85

286 National Institutes of Health (NIH) Human Genome Project

287 Cao Y et al.: Long-term use of antibiotics and risk of colorectal adenoma. Gut 2018; 67(4):672-8

288 Hufeland CW: Die Kunst, das menschliche Leben zu verlängern. Vorrede S. VII; Jena 1797

289   Hufelandgesellschaft e.V., Berlin; http://www.hufelandgesellschaft.de/fileadmin/inhalte/
dokumente/Faktenpapier_zur_Hom%C3%B6opathie_Endfassung.pdf; letzter Zugriff am
08.05.2018

290   Naumann J et al.: Effects of hyperthermic baths on depression, sleep and heart rate
variability in patients with depressive disorder: a randomized clinical pilot trial. BMC
Complement Altern Med 2017; 17(1):172

291   Kuyken W et al.: Efficacy of Mindfulness-Based Cognitive Therapy in Prevention of
Depressive Relapse: An Individual Patient Data Meta-analysis From Randomized Trials.
JAMA Psychiatry 2016; 73(6):565-74

292   Johnson SB et al.: Complementary medicine, refusal of conventional cancer therapy,
and survival among patients with curable cancers. JAMA Oncol 2018; doi: 10.1001/
jamaoncol.2018.2487

293   Kaeser E: Fakt und Fake in der Medizin. Neue Zürcher Zeitung vom 27.6.2017

294   Shang A et al.: Are the clinical effects of homoeopathy placebo effects? Comparative
study of placebo-controlled trials of homoeopathy and allopathy. Lancet 2005;
366(9487):726-32

295   Albert PJ, Proal AD, Marshall TG: Vitamin D: the alternative hypothesis. Autoimmun
Rev 2009; 8(8):639-44

296   Bischoff-Ferrari HA, Bhasin S, Manson JE: Preventing Fractures and Falls: A Limited
Role for Calcium and Vitamin D Supplements? JAMA 2018; 319(15):1552-3

297   The Marshall Protocol Knowledge Base; https://mpkb.org/home/translations/german;
letzter Zugriff am 27.06.2018

298   Yong LC et al.: High dietary antioxidant intakes are associated with decreased
chromosome translocation frequency in airline pilots. Am J Clin Nutr 2009;
90(5):1402-10

299   Wood LG et al.: Manipulating antioxidant intake in asthma: a randomized controlled
trial. Am J Clin Nutr 2012; 96(3):534-43

300   Seneca: Briefe an Lucilius (Epistulae morales ad Lucilium), 77. Brief; übersetzt von Apelt
O, 1924

301   Lauterbach K: Begleitwort zu: Thöns M: Patient ohne Verfügung. Das Geschäft mit dem
Lebensende. 4. Auflage, S. 8; Piper Verlag, München Berlin Zürich 2016

302   Lauterbach K: Begleitwort zu: Thöns M: Patient ohne Verfügung. Das Geschäft mit dem
Lebensende. 4. Auflage, S. 8; Piper Verlag, München Berlin Zürich 2016

303   Thöns M: Patient ohne Verfügung. Das Geschäft mit dem Lebensende. 4. Auflage,
S. 263ff; Piper Verlag, München Berlin Zürich 2016

Epilog: Die Kunst, nicht an Versuchen der Lebensverlängerung zu sterben

1   Weiland SH et al.: Zunahme der Lebenserwartung. Größenordnung, Determinanten,
Perspektiven. Dtsch Arztebl 2006; 103(16):A-1072-7

2   Birg H, Flöthmann EJ: Langfristige Trends der demographischen Alterung in Deutschland.
Z Gerontol Geriat 2002; 35:387-99

3   Eurostat, Luxemburg; http://ec.europa.eu/eurostat/statistics-explained/index.php/
File:Life_expectancy_at_birth,_1980-2015_(years).png; letzter Zugriff am 11.06.2018

4   Evans CJ et al.: Place and cause of death in centenarians: a population-based observational study in England, 2001 to 2010. PLoS Med 2014; 11(6):e1001653

5   Eurostat, Luxemburg; http://ec.europa.eu/eurostat/statistics-explained/index.php/Healthy_life_years_statistics/de; letzter Zugriff am 11.06.2018

6   Fleming PS et al.: High quality of the evidence for medical and other health-related interventions was uncommon in Cochrane systematic reviews. J Clin Epidemiol 2016; 78:34-42

7   Hufeland, CW: Die Kunst, das menschliche Leben zu verlängern. S. 656; Jena 1797

8   zitiert nach: Brown TM, Fee E, Stepanova V: Halfdan Mahler: Architect and Defender of the World Health Organization «Health for All by 2000" Declaration of 1978. Am J Public Health 2016; 106(1):38–9

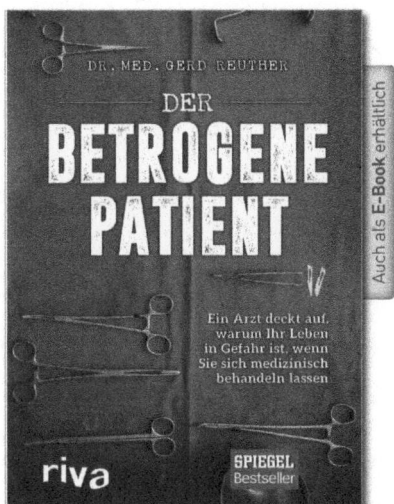

400 Seiten
19,99 € (D) | 20,60 € (A)
ISBN 978-3-7423-0071-3

Dr. med. Gerd Reuther

Der betrogene Patient

Ein Arzt deckt auf, warum Ihr Leben in Gefahr ist, wenn Sie sich medizinisch behandeln lassen

Nie waren die Heilungsversprechen größer als heute und doch ist die ärztliche Behandlung zu unserer häufigsten Todesursache geworden. Schonungslos ehrlich seziert Dr. med. Gerd Reuther nach 30 Jahren als Arzt seinen Berufsstand. Er deckt auf, dass die Medizin häufig nicht auf das langfristige Wohlergehen der Kranken abzielt, sondern in erster Linie die Kasse der Kliniken und Praxen füllen soll. Seine Abrechnung ist aber nicht hoffnungslos, denn er zeigt auch auf, wie eine neue, bessere Medizin aussehen könnte. Sie müsste mit einer anderen Vergütung medizinischer Dienstleistungen beginnen und Geld dürfte nicht mehr über Leben und Tod bestimmen. Mit der Expertise eines Mediziners geschrieben, verliert das Buch trotzdem nie den Patienten aus dem Blick. Durch seine präzise Analyse der herrschenden Verhältnisse wird es zu einer Überlebensstrategie für Kranke, die ihr Leid nicht durch Medizin vergrößern wollen.

riva

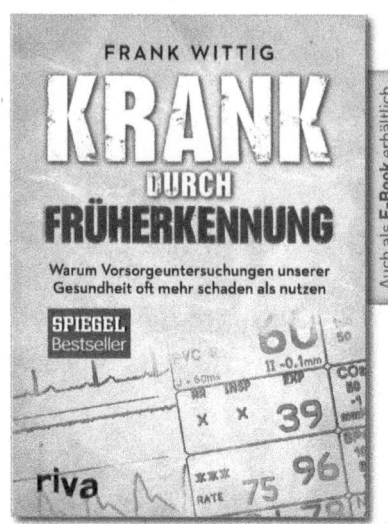

224 Seiten
19,99 € (D) | 20,60 € (A)
ISBN 978-3-86883-630-1

Frank Wittig

Krank durch Früherkennung

Warum Vorsorge-
untersuchungen unserer
Gesundheit oft mehr
schaden als nutzen

Medizinische Früherkennung ist dazu da, Symptome rechtzeitig zu erkennen, um dadurch Krankheiten besser heilen zu können. Diese Vorstellung ist weit verbreitet, doch sie ist naiv.

In diesem Buch spricht der mehrfach ausgezeichnete Wissenschaftsjournalist und Bestsellerautor Frank Wittig über Sinn und Unsinn aller einschlägigen Screening-Maßnahmen, von der Mammografie über die Hautkrebs-Früherkennung bis zur Darmspiegelung. Er berichtet von absurden, komischen und bewegenden Erlebnissen im Zuge seiner Recherchen und belegt, dass die medizinische Früherkennung ein profitgetriebener Industriezweig ist, der in erster Linie den Ärzten und der Pharmaindustrie nutzt und nicht unbedingt die Patienten gesünder macht.

riva

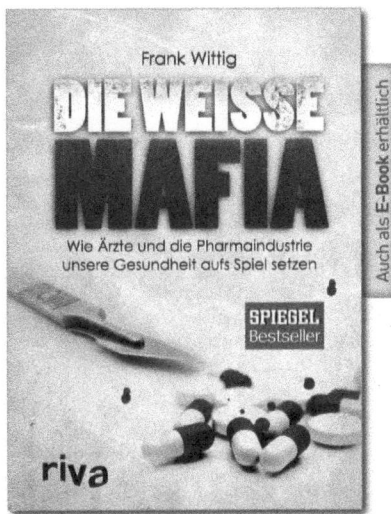

224 Seiten
19,99 € (D) | 20,60 € (A)
ISBN 978-3-86883-271-6

Frank Wittig

Die weiße Mafia

Wie Ärzte und
die Pharmaindustrie
unsere Gesundheit
aufs Spiel setzen

In unserem Gesundheitssystem herrschen mafiöse Verhältnisse. Der mehrfach preisgekrönte Wissenschaftsjournalist Frank Wittig recherchiert seit vielen Jahren im Medizinbetrieb und ist dort auf skandalöse Zustände und eine »weiße Mafia« aus Ärzteschaft und Industrie gestoßen, die sich gnadenlos an Gesunden und Kranken bereichert. Wittig deckt auf, wo es krankt im System, und gibt Hinweise, wie wir als Patienten beim Kontakt mit Medizinern das Risiko verringern, Opfer der weißen Mafia zu werden. Ein Buch, das anklagt, aufrüttelt und aufklärt. Denn Erkenntnis ist der erste Weg zur Besserung – des Systems und der eigenen Gesundheit.

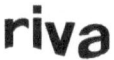